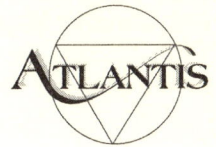

Das verborgene Wissen
der Welt

W0194120

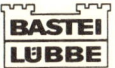

BASTEI
LÜBBE

Atlantis

wird herausgegeben von
Dr. Hans Christian Meiser.

Über die Autorin:

Jennifer Harper ist Heilpraktikerin, Naturkundlerin und Heilerin. Sie leitet ihre eigene Klinik, in der sie ihren ganzheitlichen Ansatz verwirklicht. Gleichzeitig moderiert sie medizinische Sendungen in Radio und TV. Jennifer Harper lebt im Süden Englands.

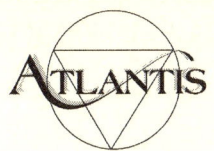

ATLANTIS

Jennifer Harper

Chinesische Heilgeheimnisse

Gesund durch natürliche Therapien

Aus dem Englischen von
Eluan Ghazal

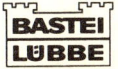

BASTEI
LÜBBE

BASTEI-LÜBBE-TASCHENBUCH
Band 70134

Erste Auflage: August 1999

Deutsche Erstveröffentlichung
© 1997 by Jennifer Harper
Originaltitel: DODY WISDOM
Originalverlag:
Thorsons, adivision of Harper Collins Publishes Ltd.
© Copyright für die deutschsprachige Ausgabe
1999 by Bastei-Verlag Gustav H. Lübbe GmbH & Co.,
Bergisch Gladbach
Printed in Germany
Einbandgestaltung: Wustmann & Ziegenfeuter, Dortmund
Satz: Textverarbeitung Garbe, Köln
Druck und Bindung: Ebner Ulm
ISBN 3-404-70134-8

Sie finden uns im Internet unter
http://www.luebbe.de

Inhaltsverzeichnis

Vorwort

Mit größtem Vergnügen schreibe ich das Vorwort für ein Buch, das nicht nur sehr beeindruckend ist, sondern Gesundheit aus einem ganz anderen Blickwinkel betrachtet als die meisten Werke zu diesem Thema. Die Autorin hat verschiedene alternative Methoden, die Gesundheit zu stärken, gründlich erforscht. Zusammen mit den Mitteln der konventionellen Medizin gibt es viel, was Patienten tun können, um die mentale, emotionale und physische Gesundheit zu verbessern. Die Komplementärmedizin betrachtet den Menschen nicht als Wesen mit nur einem Körper, sondern geht von drei verschiedenen Körpern aus; wenn keine Harmonie im physischen, emotionalen und mentalen Körper besteht, wird es immer wieder zu Störungen kommen. Dieses Buch zeigt Wege auf, wie man diese drei Körper betrachten kann. In der heutigen Gesellschaft kommt es verstärkt zu Störungen des Emotionalkörpers, da dieser sehr oft vernachlässigt wird. Aber wenn wir wissen, wie wir mit ihm umgehen können, so ist dies von unschätzbarem Wert. Wieviele Behandlungen man auch beginnt, seien sie alternativ oder konventionell – wenn man keine positive Einstellung dazu hat, wird es keine Verbesserung geben. Die positive Haltung ist bei jeder Behandlung äußerst wichtig, denn gesundheitliche Fortschritte sind nur möglich, wenn die Patienten entspannt und in Harmonie mit sich selbst und den Menschen, die sie behandeln, sind. Wenn man an diesen Punkt gelangen will, muß man sich selbst dazu erziehen.

Ich kenne Jenni seit vielen Jahren und staunte über ihren ungeheuren Wissensdurst und ihr Verlangen, anderen Menschen zu helfen. Sie studierte, fragte und fragte und wurde dadurch zu einer äußerst aktiven Studentin, die sich selbst weiterbildete und alle möglichen Arten erkundete, andere zu heilen.

Jenni versucht aber nicht nur durch ihre Schriften und persönlichen Sprechstunden, sondern auch durch ihre Beiträge in Rundfunk und Fernsehen anderen Menschen sowohl das zu vermitteln, was sie gelernt hat, als auch die Methoden, deren Wirksamkeit für das Wohl der Patienten sie selbst erprobt hat.

Jenni baut heute Brücken zwischen der konventionellen und alternativen Medizin. Und das Ziel besteht darin, ein komplementäres System zu schaffen, das menschliches Leiden auf wirksamere Weise lindert. Die konventionelle Medizin resultiert aus der technischen Revolution und ist noch relativ jung. Die »alternative« Medizin dagegen hat uns begleitet, solange wir denken können und ist die eigentlich ursprüngliche Medizin. Angesichts all der Aspekte der beiden Systeme, die ich selbst seit mehr als fünfunddreißig Jahren praktiziere, bin ich zu dem Schluß gekommen, daß eine technisch sehr entwickelte Medizin zwar nützlich ist, daß ganz einfache, längst vergessene Pflanzen manchmal aber besser wirken. Es ist wunderbar, daß diese beiden Medizinsysteme in der heutigen Gesellschaft mehr und mehr zusammenkommen, und zwar nicht nur aufgrund von Veränderungen in der Medizin, sondern auch deshalb, weil Menschen wie Jenni all ihre Kraft dareingesetzt haben, diese Systeme bekanntzumachen und Menschen die Freiheit zu vermitteln, zwischen verschiedenen Behandlungsmethoden zu wählen.

Deshalb füllt ihr Buch auch eine Lücke: Es kombiniert alternative Behandlungsweisen mit anderen Methoden, die sich als erfolgreich erwiesen haben. Es ist wichtig, daß nicht nur die offensichtlichen Symptome geheilt werden, was die konventionelle Medizin uns lehrt. Wir müssen nach dem Grund der Krankheit suchen, und wenn wir dies tun, so erkennen wir mehr und mehr, wieviel wir selbst durch Ernährung und einfache Methoden, die wir im Bedarfsfall anwenden können, zu tun vermögen.

Jeden Tag bemerken wir, daß wir den Kontakt mit den »Graswurzeln« verloren haben. Wir müssen uns wieder darauf besinnen, daß wir zur Natur gehören, wir müssen den Gesetzen der Natur gehorchen. Ich bin ganz sicher, daß dieses Buch vielen Menschen sehr helfen wird, und da Jenni soviel Energie hineingesteckt hat, wird es Einblicke in altbewährte Methoden gewähren, welche Gesundheit und Glück steigern werden.

Jan de Vries

Einführung

Als ich gerade dabei war, dieses Buch zu überarbeiten, traf ich einen Herzchirurgen aus Wien, Dr. Kassal Hermann. Wir unterhielten uns über die Wichtigkeit der Gesundheit, die so oft vernachlässigt oder als selbstverständlich hingenommen wird. Er machte mich mit einer klugen österreichischen Redensart bekannt: »Gesundheit ist nicht alles, aber ohne Gesundheit ist alles nichts!«

Wie viele von uns können sagen, daß sie ihren Körper achten und ihre Gesundheit pflegen? Hippokrates, der Vater der Medizin, wußte die Wichtigkeit einer guten Gesundheit zu schätzen, wie aus seinen berühmt gewordenen Worten hervorgeht: »Ein weiser Mensch sollte erkennen, daß Gesundheit sein wertvollster Besitz ist.«

Im zwanzigsten Jahrhundert scheinen Streß und Hetze sich die Hand zu reichen. Mehr als jemals zuvor müssen wir nach Methoden suchen, um Harmonie und Gleichgewicht in Körper, Seele und Geist herzustellen, um auf unseren Körper zu hören und uns auf ihn einzustimmen, damit wir besser für uns sorgen können. Wissen wir, was unser Körper uns durch seine Symptome sagen will? Sie sind deshalb so wichtig, weil sie ein Frühwarnsystem der Natur sind, das uns zu Vorbeugungsmaßnahmen bewegen will. Weise Menschen achten auf sie und versuchen, die Ursache der Störung herauszufinden. Denn hier liegt die Lösung, und hier beginnt die Selbstheilung.

In diesem Buch skizziere ich meinen eigenen ganzheitlichen Zugang zur Medizin, der den Prozeß der Selbstheilung unterstützen soll. Das Hauptthema dieses Buches sind die inneren Organe und ihre Funktion im westlichen Sinne, aber auch die Deutung und Bedeutsamkeit eines jeden Organes im Sinne der traditionellen chinesischen Medizin. Ich möchte dieses Wissen über die Wichtigkeit der inneren Organe und ihrer Botschaften mit Ihnen teilen, es soll Ihnen mehr Souveränität über Ihren Körper verleihen und ein tieferes Verständnis der Weisheit, die in ihm liegt.

Wenn wir versuchen, unsere Gesundheit zu verbessern oder neu aufzubauen, so erzielen wir dann die größten Resultate, wenn wir mit mehreren Heilmethoden arbeiten, die schwache Organe und Körpersysteme nähren und unterstützen. Deshalb umfaßt dieses Buch ein Spektrum von ganzheitlichen Methoden, die allesamt darauf abzielen, den Organismus auf allen Ebenen – der körperlichen, seelischen und geistigen Ebene – zu stärken und zu balancieren. Diese Methoden gehen davon aus, daß Körper, Seele und Geist als lebende Einheit behandelt werden müssen, und sie basieren auf der Überzeugung, daß jede Person selbst die entscheidende Rolle in ihrem Heilungsprozeß spielt. Die Therapien sind einfach und äußerst wirksam, und wenn sie mit der Weisheit der chinesischen Medizin kombiniert werden, so entsteht daraus eine neue, spannende Umgangsweise mit dem Körper.

Wenn Sie die Ratschläge zur Selbsthilfe, die in diesem Buch skizziert werden, befolgen, so können Sie Ungleichgewichte schon im Frühstadium erkennen und korrigieren – bevor sie sich zu richtigen Krankheiten entwickeln.

Ein Arzt, der eine Krankheit behandelt, nachdem sie ausgebrochen ist, ist ein mittelmäßiger Arzt … Ein Arzt, der eine Krankheit behandelt, bevor sie ausbricht, ist ein hervorragender Arzt.

Das klassische Buch der inneren Medizin
des Gelben Kaisers (ca. 2. Jh. vor Christus)

Wenn Sie einige der Ernährungsratschläge befolgen und die Körperübungen und Massagemethoden für Körper und Geist praktizieren, so wird Ihnen das helfen, das Wissen über Ihre Gesundheit zu erweitern. Gewinnen Sie Vertrauen zu Ihrer eigenen Intuition, entwickeln Sie Ihren eigenen Instinkt und suchen Sie nach weiteren Ratschlägen, wo immer Sie können: Bei Homöopathen und Ernährungsspezialisten, bei Therapeuten, die mit Fußreflexzonenmassage, Akupunktur oder Aromatherapie arbeiten usw.; vielleicht auch bei Personen, die in vielen Aspekten der Naturheilkunde ausgebildet sind oder bei Ihrem eigenen »inneren Arzt«, der weiß, was das Beste für Sie ist. Unterschätzen Sie *niemals* die Heilmechanismen Ihres eigenen Körpers: Sie sind äußerst wirkungsvoll und können die meisten Disharmonien des Körpers umkehren und aufheben, wenn Sie ihnen nur die richtigen Bedingungen zukommen lassen.

Das Wissen über den eigenen Psychoorganismus sowie die ihn betreffenden Veränderungen erfordern sowohl Zeit wie auch Geduld, aber wenn Sie diesem ganzheitlichen Zugang folgen, so werden die Wirkungen intensiver und anhaltender sein, da sie ja auch die enge Beziehung zwischen Körper, Seele und Geist beinhalten. Ich hoffe, daß Sie durch die Lektüre dieses Buches viel über sich selbst lernen und die wunderbare Weisheit der chinesischen Medizin »am eigenen Leib« erleben. Ihr Körper sagt Ihnen gerne, wie es ihm geht, wenn Sie ihm nur zuhören, sich in ihn einfühlen und ihn beobachten.

Jennifer Harper

Vergangenheit und Gegenwart

Vis medicatrix naturae – »die heilende Kraft der Natur« – ist die Grundlage, auf der die meisten Therapien der »Alternativ«- oder »Komplementär-Medizin« beruhen. Die Naturheilkunde ist eine gesundheitsorientierte Medizin, die dem Körper eine innere Fähigkeit zur Selbstheilung zuschreibt und deshalb eine Lebensweise nach den Prinzipien der Natur vertritt. Vor zweieinhalbtausend Jahren war der berühmte griechische Arzt Hippokrates bereits der Meinung, daß Patienten sich oftmals selbst heilen können und deshalb auch eine große Verantwortung für ihre eigene Gesundheit tragen.

Gesundheit ist der Ausdruck einer harmonischen Balance zwischen verschiedenen Komponenten in der Natur des Menschen, seiner Umgebung und Lebensweise ... Die Natur ist die Ärztin der Krankheit.

Hippokrates

Im siebzehnten Jahrhundert wurde die Lehre des Hippokrates durch ein neues Paradigma überlagert, das schon im Kern die Auffassungen unserer heutigen Medizin enthielt. René Descartes führte das »analytische« Denkmodell ein, das sich radikal von den früheren Denkweisen unterschied. Und so begann man die Grundlagen der modernen Medizin auch als »cartesianisch« zu bezeichnen. Dieser cartesianische Zugang trennte das Bewußtsein vom Körper, und dementsprechend wurde die Arbeit der Ärztinnen und Ärzte, die nach natürlichen Prinzipien arbeiteten, Schritt für Schritt ins Abseits gedrängt. Chemie und Mathematik dominierten das Denken, und die Medizin entfernte sich immer mehr von der Natur. Dieses neue Denken besagte unter anderem, daß Pflanzen einfache Wirkungsbestandteile enthalten, die man auch synthetisch herstellen könne. Auf diese Weise sei man gar nicht mehr auf die Natur angewiesen. Und so veränderte sich der Zugang der Medizin zum Menschen ganz grundlegend: Hatte sie zuvor versucht, die Kraft des Körpers zur Selbstheilung einzusetzen und die Balance von Körper, Seele und Geist wiederherzustellen, so wurde der Körper nun auf seine biochemischen Bestandteile wie Organe, Gewebe und Zellen reduziert.

In seiner neuen Rolle war der Arzt nun imstande, das Ganze einer Person in Einzelteile zu zerlegen, um die Funktion eines jeden Teiles einzeln zu betrachten; so konnte er den störenden »kranken« Einzelteil isolieren und mit den Methoden der Chirurgie beseitigen oder durch Medikamente beeinflussen. Aber dieser eingeschränkte Zugang hat die Wirksamkeit und den übergreifenden Sinn der Medizin begrenzt, da er Heilung mit bloßer Kontrolle über Körperorgane gleichsetzte. Hier sollten wir vielleicht über die weisen Worte nachdenken, die einst von dem griechischen Philosophen Plato ausgesprochen wurden:

Die Heilung eines jeglichen Einzelteiles sollte nicht ohne eine Behandlung des Ganzen angestellt werden. Man sollte nicht versuchen, den Körper ohne die Seele zu heilen, und wenn Kopf und Körper gesund sein sollen, so muß man mit der Heilung der Seele beginnen. Denn dies ist der große Irrtum unserer Zeit bei der Behandlung des menschlichen Körpers, daß die Ärzte zuerst die Seele vom Körper trennen.

Heute erleben wir jedoch eine wachsende Popularität von Naturheilmethoden und ganzheitlichen Therapien, deren

Ziel es ist, das Gleichgewicht der »ganzen« Person wiederherzustellen und zu stärken. Noch bis vor kurzem herrschte
die Meinung, daß allopathische (konventionelle) Methoden der Medizin mit »alternativen« Therapien unvereinbar
seien. Aber gegenwärtig gelangen wir immer schneller zu
einem Schnittpunkt, an dem beide Seiten in einem voll und
ganz integrierten System der Gesundheitspflege zusammenarbeiten können. Das Ziel der WHO lautet »Gesundheit für
alle bis zum Jahr 2000«. Vielleicht werden wir bis zu diesem
Zeitpunkt ein System geschaffen haben, in dem physische,
bio-chemische, psychologische, spirituelle und ökologische
Gesichtspunkte als bedeutsam für unseren Gesundheitszustand betrachtet werden; ein System, das die Unterschied-
lichkeit und Individualität sowie das Potential eines jeden
menschlichen Wesens achtet und akzeptiert, ein System, dessen größtes Ziel es ist, auf allen Ebenen unseres Seins einen
Zustand des Gleichgewichts herzustellen und zu unterstützen.

I

Die chinesische Medizin

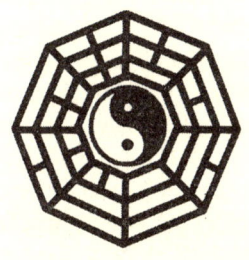

Die chinesische Medizin hat sich im Laufe von viertausend Jahren entwickelt. Sie bietet ein Instrumentarium der Diagnose und der Gesundheitspflege und einen ganz andersartigen Zugang zum Verständnis des menschlichen Körpers, als wir ihn kennen. In der chinesischen Medizin wird die Gesundheit als Zustand vollkommenen Wohlbefindens betrachtet – ganz im Gegensatz zur westlichen Medizin, die die Gesundheit lediglich als »Abwesenheit von Krankheit« definiert. Das *Huang Ti Nei Ging* (»Das klassische Buch der inneren Medizin des Gelben Kaisers«) ist eine Sammlung von medizinischen Schriften. Es gibt mehrere Versionen davon, von denen einige verlorengegangen sind. Die bekannteste von ihnen wurde von Wang Ping während der Tang-Dynastie verfaßt und galt damals wie heute als zentrales Werk über die Akupunktur und die Methoden der chinesischen Medizin.

Sie basierte auf einer medizinischen Tradition, die in der Zeit zwischen 300 und 200 v. Chr. begann. Das *Huang Ti Nei Ging* spiegelt die Überzeugungen und Methoden seiner Entstehungszeit wider, obwohl die Verfasser auch auf alte Quellen verweisen, die angeblich mehr als dreitausend Jahre zurückliegen. In jener alten Zeit, so sagt das *Nei Ging*, erfreuten sich die Menschen einer überaus guten Gesundheit und eines langen Lebens.

Die traditionelle chinesische Medizin basiert auf der Vorstellung, daß die gesamte Menschheit Teil der natürlichen Umwelt ist und daß Gesundheit oder Balance nur dann erreicht werden können, wenn man sich an die Naturgesetze hält und an das Klima der jeweiligen Jahreszeit und der jeweiligen geographischen Umgebung anpaßt. Dies ist die Philosophie des *tao*, jene Lebensweise, an die man sich hielt, noch bevor das *Huang Ti Nei Ging* geschrieben worden war. Die Chinesen glaubten (und glauben noch heute), daß keine Form von äußerer Medizin oder Behandlung den

Streß ausgleichen kann, der Körper, Seele und Geist belastet, wenn unser Leben aus dem harmonischen Fluß des *tao* gerät. Der Begriff von *yin* und *yang* und den fünf Elementen wurde aus alten chinesischen Ritualen entwickelt, in denen die ewige, zyklische Wandlung der Natur vergegenwärtigt wurde. Auf diesen Begriffen beruht die gesamte chinesische Medizin.

Die fünf Elemente oder Phasen

TZU YEN gilt als Autor der Lehre von den fünf Elementen (allerdings beinhalten die chinesischen Begriffe genau genommen nicht Elemente, sondern eher »Bewegungen« oder »Phasen«). Diese fünf Elemente sind Holz, Feuer, Erde, Metall und Wasser. Sie sind mit den verschiedenen Jahreszeiten wie auch den Organen des menschlichen Körpers verbunden. Wenn wir diese Elemente oder Phasen verstehen, so sind wir imstande, die Extreme einer jeden Jahreszeit auszubalancieren. Wir erkennen, wie wir aus jeder von ihnen das Beste machen können. Mit den Jahreszeiten stehen unsere inneren Organe, aber auch Farben und Geschmacksnuancen in Beziehung, um nur einige wenige Assoziationen zu nennen. Alles dies wirkt auf unsere Gesundheit und unser Wohlbefinden.

Die Holzphase gehört zum Frühling, einer Zeit, die neues Wachstum und neue Kraft hervorbringt. Darauf folgt das Feuerelement im Sommer, der Jahreszeit der Fülle, in der die Ideen realisiert werden, die im Frühling geblüht haben. Die Erdphase tritt im Spätsommer ein, es ist die Erntezeit, in der wir den Nutzen aus den Samen ziehen können, die im Vorfrühling gepflanzt wurden. Das Metall ist mit dem Herbst verbunden, der Zeit des Absterbens, wenn die Natur allmählich beginnt, sich für den Winter vorzubereiten und ihre Kräfte nach innen zu ziehen. In den Wintermonaten schläft die Lebenskraft der Natur im Wasserelement – wie der verborgene Same, der noch immer in der Erde liegt und darauf wartet, sich im Frühling zu öffnen, damit der Kreislauf von neuem beginnt.

Sheng- *und* Ko-*Zyklen*

Die fünf Elemente werden oft in Form des Diagrammes abgebildet: Die beiden Bilder (Abb. 1 und 2) lassen die Verbindung zwischen allen Organen erkennen.

Abb. 1: *Sheng*-Zyklus

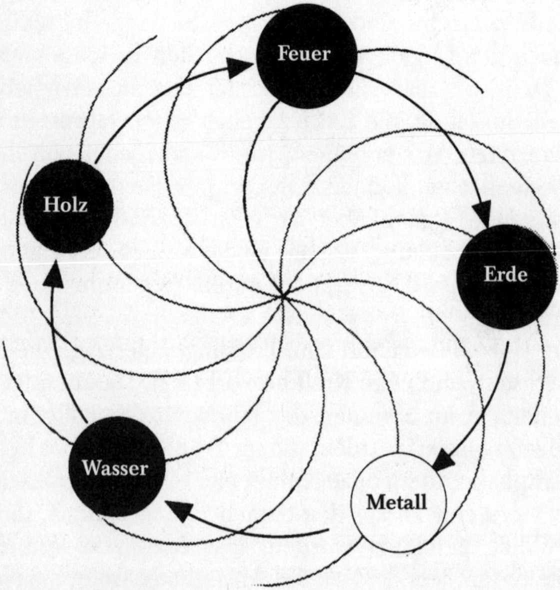

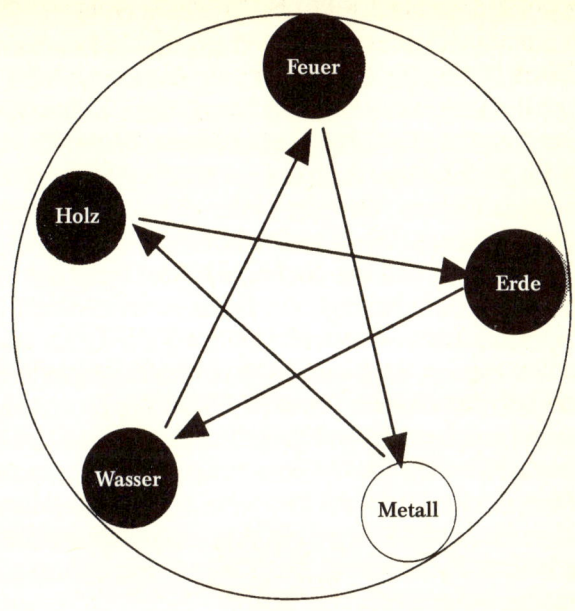

Abb. 2: *Ko*-Zyklus

Hier können wir erkennen, wie ein Ungleichgewicht in einem Element eine entsprechende Wirkung auf die anderen Elemente innerhalb des Kreises ausüben kann. In der Theorie der fünf Elemente gibt es zwei wichtige Zyklen: Den *Sheng*-Zyklus von Ursache und Wirkung und den *Ko*-Zyklus der Hemmung zwischen den Elementen.

Der Sheng-Kreislauf der Wirkung

Betrachten wir nun zuerst den *Sheng*-Zyklus: Das *chi*, die Lebenskraft, wandert von einem Element zum anderen: Das

Wasser ernährt die Pflanzen und Bäume und erzeugt Holz. Holz kann entzündet werden, und so entsteht Feuer. Feuer hinterläßt Asche, die in die Erde aufgenommen wird. Erde enthält die Erze, aus denen das Metall besteht. Das Metall (Mineralien im Allgemeinen) reichert das Wasser an. Dieselbe Reihenfolge innerhalb des Kreislaufes gilt auch für die wichtigsten Organe (die man in der chinesischen Medizin *yin*-Organe nennt. Wenn also Wasser das Holz nährt, so heißt dies auch, daß die Nieren, das *yin*-Organ des Wasserelementes dazu beiträgt, die Leber zu nähren und ihre Energie zu stärken. Durch die Stärkung der Leber (Holz) wird Blut erzeugt, das bekanntlich in diesem Organ gespeichert wird. Das Blut wird vom *yin*-Organ des Feuerelementes, dem Herz, benötigt und spielt deshalb eine wichtige Rolle für das Herz. Die feurige Energie des Herzens unterstützt die Milz, das *yin*-Organ des Erdelementes, indem es die notwendige Hitze und Energie zur Verfügung stellt, welche die Milz in ihrer Funktion, der Verarbeitung von Nahrung, unterstützen. Dann ernährt die Milz das Metall, indem sie die erzeugte Essenz der Nahrung nach oben bringt und sie mit der Luft aus den Lungen verbindet, um reines *chi* zu bilden. Die Lunge, das *yin*-Organ des Metallelementes, spielt dann eine wichtige Rolle für die Nieren, indem sie feuchtes *chi*, Energie, sendet, die in den Nieren gespeichert wird. Krankheiten, in denen es zu einer Schwäche oder einem »Mangel« kommt, folgen normalerweise dem Weg des *sheng*-Zyklus, in dem das schwache Kind zu sehr an der »Mutter« saugt und auf diese Weise ihre Kraftreserven erschöpft.

Die Mutter- und Kind-Beziehung

Man braucht sich nur ganz einfach eine Familienszene vorzustellen. Wenn eine Mutter ein Kind hat und es stillt, so werden etwaige Krankheiten der Mutter auch die Qualität ihrer Milch beeinflussen. Dies wird dann eine entsprechende Wirkung auf das Kind zeitigen: Es wird krank werden, da es nicht die richtige Ernährung erhält. Die andere Möglichkeit besteht darin, daß das Kind ganz besonders hungrig ist und auf diese Weise die Mutter auszehrt, in dem es sich zu stark aus ihren Kraftreserven nährt. Das Ergebnis ist, daß die Mutter krank wird. Die Rolle der Mutter jedoch besteht darin, sicherzustellen, daß die lebenswichtigen Bedürfnisse sowohl des Kindes wie auch ihrer eigenen Person befriedigt werden. Um es sich besser bildlich vorstellen zu können: Wenn die Leber die Mutter und das Herz das Kind ist, wird eine Krankheit der »Mutter«, der Leber, den Fluß der Energie zum »Kind«, dem Herzen, beeinträchtigen. Das bedeutet, daß das »Kind« nach und nach Symptome wie Zuckungen, Nervosität und Brustschmerzen entwickelt.

In der westlichen Medizin besteht die erste Reaktion normalerweise darin, die unmittelbaren und offensichtlichen Symptome der Krankheit zu behandeln. Wenn wir jedoch ein bißchen genauer hinblicken und herausfinden, weshalb der Körper diese Symptome erzeugt hat, dann können wir vielleicht lernen, die Wirkung des Problems und nicht nur seine Symptome zu behandeln. Dies ist also der Grund, weshalb es so wichtig ist zu verstehen, wo die

Tab. 1: Mutter-Kind-Beziehungen

Mutter	*Kind*
Holz (Leber)	Feuer (Herz)
Feuer (Herz)	Erde (Milz)
Erde (Milz)	Metall (Lunge)
Metall (Lunge)	Wasser (Nieren)
Wasser (Nieren)	Holz (Leber)

»Mutter« einer Krankheit liegt. In dem oben genannten Beispiel wäre es nicht sehr günstig nur das Herz zu behandeln, da die ursprüngliche Ursache in diesem Falle ja in der Leber liegt. Indem wir die wirkliche Ursache des Ungleichgewichtes behandeln, können wir die Harmonie in allen miteinander verbundenen Organen neu erzeugen (s. Tab. 1).

Der Ko-Kreislauf der Hemmung

Dieser Zyklus hemmt die Beziehungen zwischen den verschiedenen Elementen:

Das Wasser kann die Erde ihrer Nährstoffe berauben. Die Erde »säuft« das Wasser, leitet es und behält es in sich. Das Wasser kann das Feuer löschen, das Feuer kann das Metall schmelzen. Das Metall hat die Macht über das Holz, denn Metallwerkzeuge können Bäume durchschneiden. Dieses System wollen wir nun auf die Organe anwenden: so kann ein Problem zum Beispiel im Holzelement, der Leber, beginnen. Wenn dieses Problem nicht aufgespürt wird, wird es Milz und Verdauung (Erde) beeinträchtigen, die dann die Nieren in einen Zustand des Ungleichgewichtes versetzen (Wasser). Das nächste Element im Ko-Zyklus ist das Feuer: denn nun weitet sich die Disharmonie auf das Herz und dann auch auf die Lunge (Metall) aus. Achten sie auf die Verbindung von Herz und Niere, wenn der Ko-Zyklus dem Pfad der Zerstörung folgt: Dies wird auch in der westlichen Medizin bestätigt, denn exzessive Flüssigkeitsansammlungen schwächen das Herz, und deshalb verschreibt man Entwässerungsmittel.

Die Theorie der fünf Elemente zeigt also die Beziehung der Organe und Phasen im allgemeinen. Es gibt noch andere Interpretationen dieser Zyklen, aber die beiden oben genannten sind die gängigsten und am meisten akzeptierten Theorien.

Allerdings sind die Beziehungen zwischen den verschiedenen Organen oft sehr komplex. Wenn nur ein Element aus dem Gleichgewicht gerät, ist es einfach. Aber wenn eine Krankheit chronisch ist, so sind meistens alle wichtigen Organe in größerem oder geringerem Maße beeinträchtigt. Zwar wird es noch immer eine Hauptursache, eine »Mutter« der Krankheit geben, aber manche Organe haben als Reaktion auf die Krankheit vielleicht ein überaktives Muster entwickelt, während andere vielleicht Zeichen der Schwäche aufweisen.

Yin und Yang

Die traditionelle chinesische Medizin lehrt, daß sich die materielle Welt ständig im Fluß befindet, und daß dies auf der Bewegung von *yin* und *yang* beruht; dies sind zwei entgegengesetzte Elemente, die voneinander abhängen (das eine kann nicht ohne das andere existieren). Die Lehre von *yin* und *yang* ist bei der Erklärung von physiologischen Ungleichgewichten und allen möglichen pathologischen Veränderungen im menschlichen Körper von großem Nutzen. Das Ergebnis kann dann für Zwecke der Diagnose verwendet werden. Wörtlich übersetzt bedeutet *yin* die »dunkle Seite des Berges« und beinhaltet Eigenschaften wie Dunkelheit, Kälte, Ruhe usw. *Yang* wird als »helle Seite des Berges« übersetzt und steht für Licht, Wärme und Aktivität. In der Tabelle 2 werden *yin* und *yang* in vier verschiedene Kategorien aufgeteilt, damit wir uns die Funktionen, die diese beiden Gegensätze im Leben erfüllen, besser vorstellen können.

Tab. 2: Funktionen von *Yang* und *Yin*

YANG	YIN
In der Natur	
Frühling/Sommer	Herbst/Winter
Osten/Süden	Westen/Norden
Tag	Nacht
Heiß	Kalt
Feuer	Wasser
Licht	Finsternis
Sonne	Mond
Im menschlichen Körper	
Männlich	Weiblich
Energie	Blut
Körperoberflächen	Innere Körperbereiche
Rücken	Vorderseite
Oberkörper	Unterleib
Rechte Körperseite	Linke Körperseite
Bei Krankheiten	
Akute Symptome	Chronische Krankheiten
Fieber und hohe Temperatur	Kälte und niedrige Temperatur
Trockenheit	Feuchtigkeit
Organe/Meridiane	
Gallenblase	Leber
Dünndarm	Herz
Magen	Milz
Dickdarm	Lunge
Blase	Nieren
Dreifacher Erwärmer	*Pericardium*

Die acht Prinzipien

Es gibt vier entgegengesetzte diagnostische Kategorien in der traditionellen chinesischen Medizin, die dem Arzt dabei helfen, das wirkliche Wesen einer Krankheit oder eines Ungleichgewichts zu verstehen:

1. Innerlich und äußerlich
2. Hitze und Kälte
3. Überschuß und Mangel
4. Yin und Yang

Diese Kategorien können in vielen verschiedenen Kombinationen auftreten, die zu komplex sind, als daß sie in diesem Buch im Detail erläutert werden könnten. Trotzdem wollen wir einmal einen kurzen Blick auf diese verschiedenen Gegensatzpaare werfen:

Innerlich und äußerlich

Damit können wir die Ursache einer Krankheit erklären – wir können erklären, woher sie gekommen ist, und wo sie tatsächlich im Körper liegt. Innere Krankheiten können aus emotionalen Störungen entstanden sein, also beispielsweise durch chronischen Kummer, durch Angst, Zorn usw. Und sie entwickeln sich normalerweise langsam. Sie sind eher chronisch und dauern länger als äußere Krankheiten. Eine äußere Krankheit ist meistens akut und beruht auf äußeren Ursachen, wie etwa den »sechs schädlichen Einflüssen«: Hitze, sommerliche Hitze, Trockenheit, Wind, Kälte und Feuchtigkeit. Später werden sie sehen, daß diese Einflüsse mit den Elementen und Organen verbunden sind. So kann ein Übermaß an Kälte zum Beispiel das Nieren/Wasser-Element schädigen, ein Übermaß an Hitze kann das Herz/Feuer-Element beeinträchtigen etc. Wenn der Körper und sein *chi*, seine Energie stark sind, so ist die betreffende Person äußeren Einflüssen gegenüber weniger empfänglich. Wenn im Körper jedoch bereits ein Ungleichgewicht und eine Schwäche, ein Mangel von *chi* besteht, so wird die betreffende Person viel eher eine Krankheit anziehen.

Hitze und Kälte

Diese beiden Begriffe beschreiben hauptsächlich, ob der Körper Symptome der »Kälte« aufweist – zum Beispiel eine niedrige Körpertemperatur, eine blasse Gesichtsfarbe, einen blassen Urin, einen weichen, lockeren Stuhlgang und ein Bedürfnis nach heißen Getränken und einer warmen Umgebung – oder ob er Symptome der »Hitze« zeigt – solche Personen empfinden oft innere Hitze, haben eine rote Gesichtsfarbe, dürsten nach kalten Getränken, frischer Luft, brauchen kalte Temperaturen und haben einen dunklen Urin oder Verstopfung. Aus diesen Informationen kann die Therapeutin oder der Therapeut die passende Art der Behandlung ableiten: Wenn ein Mensch zum Beispiel Symptome der Kälte aufweist, so werden ihm wärmende Kräuter und Speisen empfohlen. Rohe Nahrungsmittel und kalte Getränke wären dagegen für Krankheiten dieser Art nicht geeignet, da der Magen die kalte Nahrung aufwärmen muß und dabei noch mehr *chi* verbraucht, um sie zu verdauen. Dies würde die betreffende Person erst recht schwächen.

Überschuß und Mangel

Dieser Gegensatz ist in der chinesischen Medizin äußerst wichtig und kann die Wirkung aufzeigen, die eine Krankheit auf den Körper ausübt. Wenn der Patient bereits schwach ist, so wird er wahrscheinlich weitere Mangelsymptome haben, wie etwa Müdigkeit, Appetitlosigkeit, eine weiche leise Stimme und muskuläre Schlaffheit. Wer dagegen Zeichen des Überschusses zeigt, wird auch an einer Überaktivität der Körperfunktionen leiden, wie etwa einer lauten Stimme oder heftigem Atmen. Da der letztere Typ im Grunde genommen stärker ist, wird die betreffende Person über genügend *chi*-Energie verfügen, um eine starke Reaktion auf die pathogenen Faktoren zu erzeugen und deshalb auch offensichtlichere Symptome aufweisen. Wichtig ist hier, daß der »Überschuß«-Patient deutlichere Zeichen der Krankheit an sich hat, der »Mangel«-Patient jedoch in einem kritischeren Zustand ist und deshalb davor bewahrt werden muß, noch mehr geschwächt zu werden.

Yin und Yang

Wie bereits erwähnt sind diese beiden Begriffe für die traditionelle chinesische Medizin von grundlegender Bedeutung. Sie beinhalten auch die sechs oben genannten Wirkungen: Man wird bei der Diagnose darauf achten, welche Ungleichgewichte Sie haben, und ob sie innerlich oder äußerlich, heiß oder kalt, zu stark oder zu schwach sind.

Essentielle Substanzen

Es gibt verschiedene Substanzen, die in der chinesischen Medizin als »essentiell« betrachtet werden und alle Ebenen unseres Seins ernähren. Es gibt fünf davon: *Jing* oder »Essenz«, *Shen* oder »Geist«, *Xue* oder »Blut«, *Chi* oder »Lebenskraft« und *Jin Ye* oder »Körperflüssigkeiten«.

Jing

Wir alle sind mit dieser besonderen vorgeburtlichen Essenz, dem *Jing*, geboren, das wir von unseren Eltern geerbt haben. Es hilft uns auf vielerlei Weise, unsere Grundkonstitution zu bestimmen. Kinder von gesunden Eltern haben eine starke Essenz, während Kinder, deren Eltern eine schwächere Konstitution aufweisen, diese auch oft übernehmen. Das *Jing* wird im Kapitel über die Nieren genauer erklärt, da die Nieren das *Jing* speichern.

Shen

Shen, der Geist, wohnt im Herzen, und das Herz hat den Prinzipien der chinesischen Medizin entsprechend die stärkste Verbindung mit dem Himmel. *Shen* ist ein sehr komplexer Begriff, der auf vielerlei verschiedene Weise gedeutet wird. Wahrscheinlich lautet die beste Übersetzung »Geist«, aber manche Autoren geben ihn auch mit »Bewußtsein« wieder. *Shen* wird im Kapitel über das Herz näher erläutert.

Xue

Xue, das Blut, spielt sowohl in der westlichen wie auch in der chinesischen Medizin eine wichtige Rolle. Die Chinesen sind der Meinung, daß das Blut nicht nur in den Blutgefäßen wandert, sondern auch in den Meridianen oder Energiekanälen des Körpers. Es gilt als *Yin*-Substanz.

Chi

Chi kann mit »Lebensenergie« übersetzt werden, aber dieser Begriff kann das eigentliche Wesen des *Chi* nicht wirklich erfassen. Es gilt als jene Kraft, die sowohl Körper wie auch Bewußtsein ernährt, und der freie Fluß dieser Lebensenergie im ganzen Körper gilt als wichtigste Voraussetzung für unsere Gesundheit und unser Wohlbefinden. Wenn das *chi* aus dem Gleichgewicht gerät oder blockiert ist, wenn es in zu geringem oder in zu starkem Maße vorhanden ist, so kann Krankheit entstehen. Das Strömen der Lebensenergie wird durch schlechtes Essen, mangelnde Bewegung, unzureichendem Atem, schlechte Haltung, Narbengewebe und psychologischen Streß behindert.

Das *Chi* fließt in Kanälen durch den Körper, die man »Meridiane« nennt.

Jin Ye

Jin Ye umfaßt alle anderen Körperflüssigkeiten und Sekrete, wie zum Beispiel Speichel, Synovialflüssigkeit (die die Gelenke schmiert) oder Schleim. Ödeme, Wasseransammlungen, sind ein Beispiel für ein Ungleichgewicht der Körperflüssigkeiten.

Das System der Meridiane

Die Meridiane sind Kanäle, in denen das *Chi* durch den ganzen Körper fließt. Es gibt zwölf Hauptmeridiane und acht zusätzliche Kanäle. Sowohl Akupunktur wie auch Akupressur arbeiten mit bestimmten Punkten auf den Meridianen, die man Akupunkturpunkte nennt. Wenn diese verstopft sind, kann der Energiefluß behindert werden, was Schmerzen oder sonstige Probleme in den Organen erzeugen kann. Wenn ausgewählte Punkte auf dem jeweiligen Meridian bearbeitet werden, so trägt dies dazu bei, daß die Energie zu fließen beginnt, und der Körper ins Gleichgewicht kommt.

Pericardium und Dreifacher Erwärmer

Die Chinesen kennen noch zwei weitere Meridiane, nämlich Pericardium und Dreifachen Erwärmer. Das sind keine Organe im physischen Sinne, dennoch spielen sie eine wichtige Rolle für die Gesundheit. Das Pericardium heißt auch »Herzbeschützer«, und seine Hauptfunktion besteht darin, alles aufzuhalten, was für das Herz schädlich ist. Es nimmt die Wucht des physischen und emotionalen Druckes auf.

Der Dreifache Erwärmer (*san jiao*) ist die Art und Weise, wie das *Jin Ye*, die Körperflüssigkeiten sich von einer Organfunktion zur nächsten fortbewegen. Eine andere Deutung ist, daß der Dreifache Erwärmer die Temperatur der inneren Organe reguliert und im idealen Bereich hält. Dies ist der einzige Kanal, der den Körper spiralig und nicht in einer geraden Linie durchläuft.

Der Dreifache Erwärmer ist in drei Teile aufgeteilt: Der obere Erwärmer besteht aus Lunge, Herz und Pericardium, der mittlere Erwärmer besteht aus den Verdauungsorganen, der untere Erwärmer besteht aus den noch verbleibenden Ausscheidungsorganen sowie den Nieren und der Leber. Manchmal wird die Leber jedoch von Ausübenden der chinesischen Medizin auch im mittleren Erwärmer lokalisiert.

Die Organe

Die wichtigsten Organe des Körpers treten, nach den Prinzipien von *yin* und *yang* zusammengestellt, in Paaren auf und werden einem der fünf Elemente zugeteilt. Die *yin*-Organe werden auch *zang*-Organe genannt: Sie sind solide und ihre Funktion besteht hauptsächlich im Sammeln und Speichern, während die *yang*-Organe, auch *fu*-Organe genannt, mehr mit Transformation und Fortbewegung zu tun haben. Wenn eine Disharmonie, die die Organe beeinträchtigt, wieder ins Gleichgewicht gebracht wird, verschwinden auch die Krankheiten des Bewußtseins und des Körpers.

Zungen- und Puls-Diagnose

Diese beiden diagnostischen Methoden spielen in der traditionellen chinesischen Medizin eine wichtige Rolle. Ich möchte in diesem Buch weder die eine noch die andere von Grund auf erläutern, da sie nur von gut ausgebildeten Therapeuten durchgeführt werden können. Ich möchte nur erwähnen, daß die chinesische Pulsdiagnose nicht mit der rein physischen Pulsmessung der westlichen Medizin verglichen werden kann, bei der es nur um die Geschwindigkeit des Pulsschlages geht. Die traditionelle chinesische Medizin untersucht die Qualität des Pulses in sechs verschiedenen Positionen: Auf jedem Handgelenk befinden sich drei Positionen, die entweder auf der Oberfläche oder tiefer im Gewebe erfühlt werden. Geübte Akupunkteure können auch in der mittleren Position Ungleichgewichte entdecken. Die *yin*-Organe werden in der tiefen Position erfühlt, die *yang*-Organe an der Oberfläche der Haut. Auf dem linken Handgelenk findet man Herz, Leber und Niere auf tiefem Niveau und die entsprechenden *yang*-Organe

– Dünndarm, Gallenblase und Blase – auf oberflächlichem Niveau. Die Pulse des rechten Handgelenkes zeigen den Zustand der *yin*-Organe Lunge, Milz und Pericardium an, die jeweiligen Oberflächenpositionen spiegeln den Zustand der *yang*-Organe Dickdarm, Magen und Dreifacher Erwärmer wider.

In der Zungendiagnose (s. Abb. 3) beurteilt der oder die TherapeutIn den Zustand der Zunge. Dabei betrachtet sie vor allem die Farbe, die Struktur (feucht, trocken, glänzend, klebrig usw.), die Form und etwaige Beläge. Diese Merkmale können in verschiedenen Abschnitten der Zunge, die den Körperorganen entsprechen, unterschiedlich aussehen.

Moxibustion

Bei der Moxibustion wird über bestimmten Körperzonen (einschließlich der Akupunkturpunkte) Beifuß (*moxa*) verbrannt, um sowohl in den Meridianen wie auch im ganzen Körper innere Wärme und Energie zu erzeugen. Das Beifußkraut (Artimisia vulgaris latiflora) hat die Fähigkeit, Hitze zu übermitteln. Dabei wird ein Moxa-Stäbchen etwa zweieinhalb Zentimeter über der jeweiligen Körperstelle verbrannt. Dies ist ein hervorragendes Mittel der Prävention, es tonisiert und wärmt uns auch, wenn wir unter Kälte leiden, da es das *chi* reguliert, ernährt und weiterbewegt. Vor allem, wenn wir über dem Akupressurpunkt Magen 36 *moxa* verbrennen, trägt dies zur Steigerung unserer Körperenergie bei: Die Chinesen empfehlen dies bei allen Personen über dreißig. Wenn *moxa* über dem Akupunkturpunkt Blase 23 verbrannt wird, so steigert dies ebenfalls die Energie und unterstützt die Nieren. Wenn im unteren Erwärmer Bewegung erstarrt ist oder Wärme erkaltet ist, so ist es günstig, *moxa* über den Punkten Lenkergefäß 4 und 6 zu verbrennen.

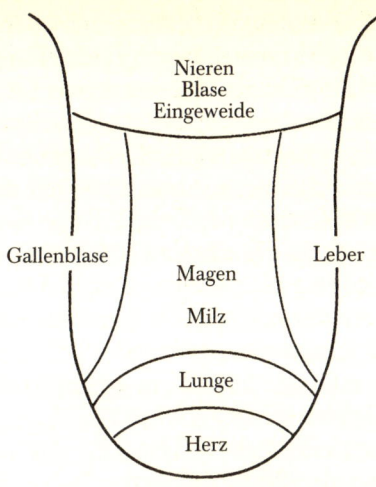

Nieren
Blase
Eingeweide

Gallenblase

Magen

Milz

Leber

Lunge

Herz

▲ Abb. 3: Zungendiagnose

▼ Abb. 4: Punkte für Moxibustion: Lenkergefäß 4 (unten) und 6

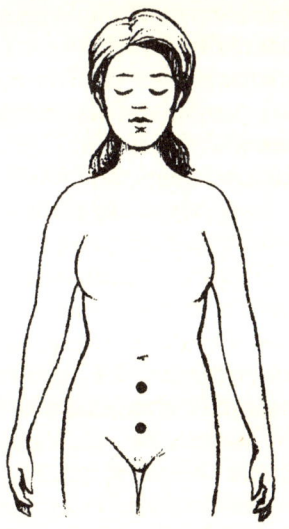

39

Bei den allerersten Anzeichen einer Erkältung können Sie Dickdarm 4 fünf Minuten lang auf jeder Hand mit *moxa* behandeln. Auf diese Weise können sie die Erkältung aufhalten, bevor sie überhaupt ausbricht. Aber Sie müssen bereits dann zur Tat schreiten, wenn Sie die ersten Symptome spüren. Behandeln Sie niemals eine Stelle mit *moxa*, an der Sie Hitze oder Verstopfung spüren. Weitere Kontraindikationen sind Fieber, hoher Blutdruck, Diabetes oder empfindliche Haut.

Und so wird es gemacht:

Moxa kann man am besten mit einem Moxa-Stab anwenden, der wie eine große Zigarre aussieht und in chinesischen Apotheken erhältlich ist. Lösen Sie das bunte Papier am oberen Rand ab, entzünden Sie den Stab und lassen Sie ihn brennen, bis er ein wenig Rauch erzeugt. Nehmen Sie ihn wie einen Bleistift in der Mitte und halten Sie die brennende Spitze ungefähr zweieinhalb Zentimeter über den gewählten Akupressurpunkt beziehungsweise die gewählte Körpergegend. Spüren Sie, wie die Wärme ansteigt – wenn es zu heiß wird, können Sie den Stab einige wenige Augenblicke lang entfernen. Berühren Sie den Punkt kurz mit der Hand, um die Haut zu kühlen, und arbeiten Sie dann wieder mit der Hitze. Es ist, als ob ein Huhn mit dem Schnabel picken würde: Sie bringen die Spitze nahe an den gewählten Punkt, bis Sie keine weitere Hitze mehr ertragen können, und ziehen ihn dann weg. Sie können den Stab auch langsam gegen den Uhrzeigersinn über die betroffene Körperregion bewegen. Fahren Sie mehrere Minuten lang damit fort, bis Sie spüren, daß die Hitze tatsächlich in diese Region eingedrungen ist und sie erwärmt hat. Dann können sie den Stab in einer mit Salz oder Sand gefüllten Schale ausdrükken, um die Sauerstoffzufuhr zu unterbrechen, sie können ihn in Alufolie einwickeln oder mit der Spitze nach unten in

einen langen Kerzenhalter aus Metall stecken, aber sie sollten ihn niemals ins Wasser halten.

Emotionen

Mit jeder der fünf Phasen oder Elemente sind bestimmte
Emotionen verbunden. Extreme Gefühle können eine negative Wirkung auf die Organe ausüben, und umgekehrt kann
ein aus dem Gleichgewicht geratenes Organ unseren Ge-
fühlszustand heftig beeinträchtigen.

Erde

Das Erdelement ist mit Sorge oder Mitgefühl verbunden.
Mitgefühl kann sich entfalten, wenn wir uns zu sehr auf
irgendwelche Umstände oder Situationen einlassen oder
– umgekehrt – nicht aushalten, wenn sich Menschen um uns
Sorgen machen. Wer ohne Unterlaß soviel Anteilnahme wie
möglich auf sich ziehen will, umstandslos alles über die eigenen Wehwehchen erzählt oder sich unablässig Sorgen macht,
hat mit Sicherheit ein Ungleichgewicht in Milz oder Magen.

Holz

Wutausbrüche, Frustration, Gereiztheit, unterdrückter Ärger
verweisen auf das Holzelement und zeigen uns, daß es nicht
harmonisch arbeitet. Allerdings betonen die Chinesen, daß
es passende Gelegenheiten gibt, um Ärger auszudrücken,
daß es besser ist, unseren Gefühlen Luft zu machen, als diese mächtige Emotion zu besänftigen und zu unterdrücken.

Feuer

Lachen und Freude sind kostbare Emotionen und leider erlebt man heute nicht genug von diesen wunderbaren Gefühlen. Personen, die nicht lachen, die weder Liebe noch Zuneigung zeigen können oder aber ein Übermaß davon entfalten, leiden unter einem Ungleichgewicht ihres Feuerelementes.

Wasser

Furcht ist eine sehr reale Emotion, und ohne sie würden wir vielleicht nicht erkennen, wenn wir uns in gefährlichen Situationen befinden. Aber Angst kann uns auch verzehren, und wenn dies der Fall ist, so kommt es zu einer Schädigung des Wasserelementes.

Metall

Schließlich ist auch Kummer eine wichtige Emotion, die wir dann erleben, wenn wir unter dem Verlust von irgendetwas leiden, das für uns wichtig war. Wenn das Metallelement unausgeglichen ist, so kann der Trauerprozeß über seine natürliche Zeitspanne hinaus andauern.

Lebensstil

Unser Lebensstil und seine Wirkungen auf unsere Gesundheit sind sehr wichtige Faktoren in der chinesischen Medizin, vor allem im Bereich der Nahrung, der körperlichen

Bewegung und der sexuellen Aktivität. Die Ernährung wird in den meisten Kulturen sehr ernst genommen, und die Chinesen machen hier keine Ausnahme, wie ein Zitat aus dem *Nei Ging* zeigt: »Wenn die Essenz unterernährt ist, so soll sie mit Nahrung wiederaufgefüllt werden.« Die chinesischen Nahrungsempfehlungen sind in gewissem Sinne ganzheitlich und vor allem darauf abgestellt, viele verbreitete Leiden von Verstopfung und Durchfall bis zu Erkältungen und Hautproblemen zu heilen. Der chinesische Zugang zur Ernährung ist viel umfassender als der westliche, da er aus einer Zeit stammt, in der Nahrungsmittel noch nicht in bezug auf ihren Gehalt an Protein, Fett, Kohlehydrat und Nahrungswert klassifiziert wurden. Die Chinesen richteten ihre Aufmerksamkeit auf die verschiedenen Qualitäten und Hauptwirkungen verschiedener Speisen. Mit diesem Wissen machte man sich dann daran, im Körper Balance zu erzeugen. Dieser Zugang wird auch »Nahrungsenergetik« genannt: Er besagt, daß alle Speisen bestimmte Eigenschaften und Wirkungen auf den Körper beinhalten.

Bewegung ist wichtig, aber sie muß balanciert erfolgen: Gemäßigte Körperübungen setzen den Fluß der Körperenergie in Gang, exzessive Anstrengungen dagegen können unsere lebenswichtige Energie, die in den Nieren gespeichert wird, erschöpfen und auf diese Weise den Körper schwächen. Es ist sehr wichtig, die Begriffe des Gegensatzes zu verstehen und Ruhe mit Aktivität auszubalancieren. Im Sinne der traditionellen chinesischen Medizin kann auch ein Übermaß an Sexualität den Körper beeinträchtigen und auf diese Weise unsere Vitalität und unser Energieniveau reduzieren. Dies wird noch genauer im Kapitel über die Nieren erklärt.

Körperuhr

Jedes Körperorgan hat einen zweistündigen Zeitraum maximaler Aktivität. Dies bedeutet, daß es zu dieser Zeit über mehr Energie verfügt als die anderen Organe. Wenn wir diese Zeiten mehr beachten würden und uns in unseren Aktivitäten mehr davon leiten ließen, so wären wir viel gesünder. Wenn Sie bemerken, daß Sie zu einer bestimmten Tageszeit ein Energieloch haben oder sich schlechter fühlen, so kann dies ein Hinweis auf das Organ sein, das in diesen Zeitraum fällt. Der Magen arbeitet beispielsweise am besten zwischen sieben und neun Uhr morgens. Zu dieser Zeit erreicht die Verdauung ihren Höhepunkt. Deshalb ist der alte Ratschlag »Das Frühstück eines Königs, das Mittagessen eines Prinzen und das Abendessen eines Armen« tatsächlich ganz richtig, denn das Frühstück fällt in die Tageszeit, in der der Körper die Nahrung am besten verdaut. Wenn Sie sich zwischen fünf und sieben Uhr abends besonders müde fühlen, so ist ihre Nierenenergie vielleicht nicht so stark, wie sie sein sollte. Wenn Sie zwischen elf Uhr und drei Uhr nachts nicht schlafen können, so ist ihr Holzelement aus dem Gleichgewicht und muß behandelt werden.

Frühe Anzeichen von Krankheit

Das Interessante am System der chinesischen Medizin besteht darin, daß Veränderungen oftmals schon sechs bis neun Monate vor dem Ausbruch einer Krankheit in Erscheinung treten. Wenn wir mehr über den Körper wissen und darüber informiert sind, auf welche Zeichen wir achten müssen, so können wir bestimmte Streßsignale wahrnehmen, die die Natur uns liefert. Der Körper kann auf ver-

Tab. 3: Die Tafel der Fünf Elemente

	Holz	*Feuer*	*Erde*	*Metall*	*Wasser*
Richtung	Osten	Süden	Mitte	Westen	Norden
Farbe	Grün	Rot	Gelb	Weiß	Blau/ Schwarz
Klima	Wind	Hitze	Feuchtigkeit	Trockenheit	Kälte
Jahreszeit	Frühling	Sommer	Spätsommer	Herbst	Winter
Yin-Organ	Leber	Herz	Milz	Lunge	Nieren
Zeit	1h-3h nachts	11h-1h mittags	9h-11h morgens	3h-5h nachts	5h-7h nachmittags
Yang-Organ	Gallenblase	Dünndarm	Magen	Dickdarm	Blase
Zeit	11h-1h nachts	1h-3h mittags	7h-9h morgens	5h-7h morgens	3h-5h nachmittags
Phase	Geburt	Wachstum	Trans-formation	Aufnahme	Speicherung
Zahl	8	7	5	9	6
Planet	Jupiter	Mars	Saturn	Venus	Merkur
Geist	Hun	Shen	Yi	P'o	Zhi
Körper-gewebe	Bänder/ Sehnen	Blutgefäße	Muskeln/ Fleisch	Haut	Knochen/ Mark
Stimme	Schreien	Lachen	Singen	Weinen	Stöhnen
Emotion	Ärger/ Wut	Freude	Sorge/ Mitgefühl	Schmerz/ Trauer	Angst
Ge-schmack	Sauer	Bitter	Süß	Scharf	Salzig
Geruch	Ranzig	Verbrannt	Süßlich	Würzig	Faulig
Sinnes-organ	Augen	Zunge	Mund	Nase	Ohren
Reflektor	Nägel	Gesichts-farbe	Lippen	Körperbe-haarung	Kopfhaar
Ausschei-dung	Tränen	Schweiß	Speichel	Nasen-schleim	Speichel

NB: Die Zeit für Pericardium ist von 7h-9h abends, für den Dreifachen Erwärmer von 9h-11h nachts.

schiedenerlei Weise Ungleichgewicht anzeigen: Abneigung gegen oder Leidenschaft für eine bestimmte Jahreszeit, Liebe für eine bestimmte Farbe oder das Verlangen, eine Farbe bei der Kleidung zu vermeiden, ja vielleicht eine Veränderung ihrer Gesichtsfarbe sind Zeichen für Ihren Gesundheitszustand. Ihr Körper gibt einen bestimmten Geruch ab, wenn ein Organ aus der Balance gerät, und ihre Emotionen verändern sich (da die Organe im Körper unsere Emotionen beeinflussen). Wenn Sie Ihren Körper verstehen und auf ihn hören, so können Sie erkennen, aus welchem Grund er sich auf die eine oder andere Weise verhält, und dann die notwendigen Schritte zur Verbesserung ihrer Gesundheit unternehmen.

Tabelle 3 listet die Deutungen auf, die in der traditionellen chinesischen Medizin jedem der fünf Elemente und ihren jeweiligen Organen zugeordnet wurde.

II

Die Therapien

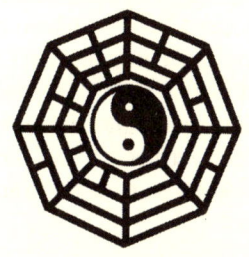

Als nächstes lernen wir die Therapien kennen, die in diesem Buch behandelt werden: Wir erfahren, worin sie bestehen, wie sie wirken, auf welchen allgemeinen Prinzipien sie beruhen und auf welche Weise sie angewendet werden.

Ich habe ein Bündel von natürlichen Heilweisen zusammengestellt, die ich in meiner eigenen Praxis verbinde; denn ich glaube, daß die besten Resultate erzielt werden, wenn man mit verschiedenartigen Heilmethoden arbeitet, um schwache Organe und Körpersysteme zu nähren und zu unterstützen.

Achten Sie bitte darauf, daß ich in Teil III die Organe zwar zum besseren Verständnis in einzelne Kapitel aufgeteilt habe, daß diese Organe und Körpersysteme aber voll und ganz miteinander verbunden sind und nicht als isolierte Gebilde gesehen werden dürfen, sie sind Teil des »Ganzen«.

Chinesische Ernährungslehre

Worin besteht die chinesische Ernährungslehre?

Die meisten Kulturen legen Wert auf eine bestimmte Art der Ernährung, und die chinesische Tradition macht hier keinen Unterschied. Der Nahrung werden sehr starke Heilungseigenschaften zugeschrieben. Die traditionellen chinesischen Diäten sind ganzheitlich und haben die Funktion, viele verbreitete Krankheiten – von einer alltäglichen Erkältung bis zu Hautproblemen – zu heilen.

Die Wirkungsweise

Die traditionelle chinesische Medizin lehrt, daß bestimmte Nahrungsmittel und Geschmacksrichtungen auf die zehn inneren Organe einwirken; manche Speisen wirken auch positiv auf mehrere Organe ein. So helfen Karotten sowohl bei Problemen der Lunge wie auch der Milz; Sellerie wirkt auf den Magen und auf die Nieren. Diese grundlegende Beziehung zwischen den inneren Organen und den Geschmacksrichtungen ist über viele Jahrhunderte hinweg genau beobachtet worden; In der chinesischen Tradition heißt es, daß eine Kombination der fünf Hauptgeschmacksrichtungen dem Körper Gleichgewicht, Harmonie und Vitalität verleiht. Nahrungsmittel besitzen auch verschiedene Eigenschaften, sie können kühlend, wärmend, trocken oder feucht sein, und wenn man zu viel von einer bestimmten Speise zu sich nimmt, so können die entgegengesetzten, oder zumindest ungünstige Wirkungen eintreten. Wärmenden Nahrungsmitteln wird zum Beispiel eine Steigerung der Stoffwechselgeschwindigkeit zugeschrieben, während kühlende Nahrungsmittel den Stoffwechsel eher belasten. Dies ist insofern interessant, als die meisten westlichen Diätempfehlungen rohe (kühlende) Nahrungsmittel wie Früchte und Salate empfehlen, um Gewicht zu verlieren!

Scharfe Nahrungsmittel wirken auf das Metallelement. Dazu gehören grüne Zwiebel, Schnittlauch, Nelken, Petersilie und Koriander. Sie sind schweißtreibend und stimulieren den Kreislauf.

Süße Nahrungsmittel wirken auf das Erdelement. Dazu gehören Kirschen, Bananen, Honig, Zucker und Wassermelonen. Sie dämpfen akute Symptome und neutralisieren die toxischen Wirkungen anderer Nahrungsmittel.

Saure Nahrungsmittel wirken auf das Holzelement. Dazu gehören Zitronen, Rhabarber oder Pflaumen. Sie können bei Durchfall und übermäßigem Schwitzen hilfreich sein.

Bittere Nahrungsmittel wirken auf das Feuerelement. Dazu gehören Algen, Endiviensalat, Kaffee, Spargel und Kelp. Sie beeinflussen das Herz und den Dünndarm, können Körperhitze mindern, überflüssige Körpersäfte ausscheiden und Durchfall verursachen.

Salzige Nahrungsmittel wirken auf das Wasserelement. Dazu gehören Salz, Algen und Kelp, die alle auf Niere und Blase einwirken.

Allgemeine Diätrichtlinien

Die Auswahl der richtigen Nahrungsmittel und des passenden Speisezettels ist immer eine individuelle Angelegenheit, aber es gibt einige Richtlinien, die Ihnen helfen, das für Sie Richtige zu finden.

1. Versuchen Sie, Ihre Mahlzeiten im richtigen Bewußtseinszustand zu sich zu nehmen: Essen Sie nicht, wenn Sie wütend oder frustriert sind. Entspannung und Ruhe während des Essens ist fast ebenso wichtig wie die Nahrungsmittel, die Sie zu sich nehmen. Mentale Gelassenheit unterstützt die Verdauung und die Assimilation der Nährstoffe in Ihrem Essen. Und wenn Sie beim Essen alle Ihre Sinne einsetzen, also die Nahrung zu riechen, zu schmecken aber auch ihren Anblick zu genießen, so wird ihr Körper viel eher darauf vorbereitet sein, die Nahrung aufzunehmen.

2. Kauen Sie gründlich, denn die Verdauung der Stärke beginnt im Mund. Das Kauen garantiert auch, daß Sie sich genügend Zeit zum Essen nehmen. So kann der Körper Ihnen deutlicher signalisieren, wann der Sättigungsgrad erreicht ist. Das Essen herunterzuschlingen, wie es in der heutigen Gesellschaft allgemein üblich ist, bewirkt nur, daß wir das Völlegefühl erst bemerken, wenn wir es schon haben!

3. Reduzieren Sie Kaffee, Tee, Alkohol, Fette und gebratene Speisen, raffinierte Genußmittel und Süßigkeiten.

4. Steigern Sie Ihren Wasserverbrauch. Bei kaltem Wetter sollten Sie das Wasser, das Sie zu sich nehmen, leicht anwärmen (zumindest auf Raumtemperatur) und nicht eiskalt hinunterschütten. Kaltes Wasser kann den Magen veranlassen, sich zusammenzuziehen.

5. Essen Sie immer das, was in Ihrer Umgebung und in den jeweiligen Jahreszeiten gerade wächst. Die Natur hat uns die idealen Nahrungsmittel gegeben, um uns auf jede Temperatur und jede Jahreszeit einzustellen. Im Winter Salat zu essen, ist nicht so günstig (es sei denn, Sie hätten zuvor ein wärmendes Mahl genossen); Und an einem heißen Sommertag werden Sie wahrscheinlich nicht gerade einen dicken Eintopf mit Karotten und weißen Rüben essen! Gegenwärtig ist Rohkost ziemlich im Trend. Aber in der chinesischen Tradition heißt es, daß zu viel Rohes, und das heißt »kühlende Nahrung«, die »Verdauungsfeuer« erlöschen läßt. Zuviel kalte Nahrung kann zu einer »feuchten Milz« führen, und daraus erwachsen manchmal Symptome wie Ödeme, Gewichtszunehme, lockerer Stuhlgang und Darmblähungen.

6. Essen Sie nicht spät am Abend. Zu dieser Zeit tritt der Körper ganz natürlich in eine »Ruhe«-Phase ein und kann die Nahrung nicht mehr richtig verdauen. Es ist viel besser, ein kräftiges Frühstück zu essen, wenn der Magen voll in Aktion ist (zwischen sieben und neun Uhr morgens). Zu dieser Zeit erreicht die Verdauung ihre höchste Aktivität.

7. Essen Sie, wo immer es möglich ist, ganzheitliche Nahrungsmittel aus organischem Ackerbau. Die Pestizide und Chemikalien, die beim modernen industriellen Ackerbau verwendet werden, sind für das Immunsystem und die Leber äußerst schädlich. Sofern dies nicht möglich ist, sollten Sie die jeweiligen Produkte entweder in einer Mischung aus Apfelessig und Wasser oder in Salzwasser waschen. In Gesundheitsläden gibt es auch eigens dafür hergestellte Produkte, die Giftrückstände aus dem Ackerbau eliminieren sollen.

8. Getreide und Hülsenfrüchte sollten Sie über Nacht in gefiltertem Wasser mit ein wenig Essig und einem Stück Kombu-Alge einweichen. Gießen Sie diese Flüssigkeit dann ab und kochen Sie das Ganze in frischem Wasser. Auf diese Weise können Sie jene Nahrungsbestandteile aufspalten, die zu Blähungen führen, und außerdem den Nahrungswert und die Verdaulichkeit der Speisen steigern.

9. Kochen Sie nicht mit Teflonpfannen, mit Aluminium- und Kupfertöpfen, denn diese Materialien können Metalle in die Nahrung abgeben. Edelstahl, Glas oder Töpferware sind besser.

10. Essen Sie keine bestrahlte oder mit Mikrowellen hergestellte Nahrung.

Nahrungsmittel

1. Gegenwärtig gibt es in den Vereinigten Staaten Forschungsberichte, die vor ungenügender Proteinzufuhr warnen, weil viele Menschen von fettarmen und kohlehydratreichen Diäten besessen sind. Achten Sie darauf, daß Sie genügend Protein aufnehmen. Kaufen Sie, soweit möglich, Fleisch aus biologischer Tierzucht, und davon vor allem die mageren Stücke. Frischer Fisch ist dem gefrorenen immer vorzuziehen. Sie sollten auch keine Fische aus sehr verschmutzten Gewässern auf den Tisch bringen. Gekeimtes Getreide (siehe unten) sind eine wunderbare Quelle für Eiweiß, das nicht vom Fleisch stammt.

2. Steigern Sie Ihren Gemüseverzehr – aber nicht rohes Gemüse! – wenn Sie Ihre bisherige Diät verändern. Rohe Nahrungsmittel wirken sehr reinigend, und wenn der Körper von toxischen Substanzen belastet ist, so kann die Reinigungsreaktion zu stark werden. Am besten ist es, wenn Sie sanft beginnen: Essen Sie also viele selbstgekochte Gemüsesuppen, leicht gedämpfte oder gedünstete Gemüsepfannen.

3. Dünsten ist eine hervorragende Art, Gemüse zuzubereiten, da auf diese Weise die Nährstoffe im Innern bleiben, und wunderbare frische Kräuter wie Knoblauch, Ingwer, Koriander oder Fenchelsamen zugefügt werden können. Am besten sollten Sie jedoch gar kein Öl verwenden, da erhitzte Fette sich chemisch verändern und nicht sehr gut für die Leber sind. Nehmen Sie stattdessen ein wenig kochendes Wasser und lassen Sie Knoblauch, Zwiebeln und Ingwer »schwitzen«. Und wenn sie ein wenig Flüssigkeit abgegeben haben, so können Sie weitere Gewürze und schließlich Ihr Gemüse hinzufügen.

4. Wenn Sie Sesam-, Kürbis- und Sonnenblumensamen keimen lassen, so steigert dies ihren Nahrungswert, und sie werden zu wirklichen »Superspeisen«. Wenn diese drei Samen vereint werden, so entsteht Protein. Allerdings sollten Sie sie ganz besonders gut kauen, damit Ihr Körper sie leicht aufspalten und assimilieren kann. Auf Haferbrei, Suppen, gedünstetem Gemüse usw. sehen sie hübsch aus und schmecken wunderbar. Auch Mungbohnen, Alfalfasamen, Kichererbsen und Adukibohnen können Sie keimen lassen.

5. Nehmen Sie weniger saure Getreidekörner wie Weizen und Roggen zu sich, greifen Sie stattdessen lieber zu Vollkornreis, Hirse und Quinoa. Wenn Ihre Verdauung schwach ist, können Sie auch weißen Basmatireis hinzunehmen, da der braune Vollkornreis für manche Menschen zu schwer verdaulich ist. Hirse ist ein alkalihaltiges Getreidekorn, das den Körper reinigt und den Säurepegel mindert. Quinoa, das Hauptnahrungsmittel der Inkas, besitzt einen hohen Proteinanteil. Diese drei genannten Nahrungsmittel sind hervorragend zur Reinigung des Körpers geeignet und unterstützen den ganzen Organismus auf sanfte Weise.

6. Rohe, kaltgepreßte Öle sind eine wertvolle Zutat zu Ihrem Speisezettel – etwa als Basis einer Salatsauce. Sie liefern Ihnen essentielle Fettsäuren.

7. Nehmen Sie so wenig wie möglich an gesättigten Fetten zu sich: Rösten Sie Ihre Speisen oder dünsten Sie sie, wie oben beschrieben.

8. Am besten sollten Sie auch Zitrusfrüchte, wie etwa Orangen, meiden, weil sie den Körper auf aggressive Weise reinigen; Und wenn Ihre Leber nicht so stark ist, wie sie sein sollte, so könnte es zu Schwierigkei-

ten bei der Aufspaltung der Fruchtsäuren kommen. Orangen steigern die Verschleimung des Körpers. Die Chinesen glauben, daß zu viele rohe Früchte im Winter nicht empfehlenswert sind, weil sie zu dieser Jahreszeit nicht natürlich wachsen.

9. Bei warmem Wetter können Sie mehr Salate in Ihren Speisezettel einfügen. Im Winter kann ein kleiner Salat am Ende des Mahles eingenommen werden, falls gewünscht. Verwenden Sie dabei Qualitätsöle, idealerweise kaltgepreßtes Olivenöl (erste Pressung) und mischen Sie Apfelessig, vielleicht auch frischen Knoblauch hinzu.

10. Kräutertees und Getränke wie Karo, Bambu oder sonstige Gerstenkaffees sind empfehlenswert, allerdings möglichst ohne Kuhmilch oder Zucker. Wenn Sie gerne Tee trinken, so versuchen Sie es einmal mit grünem chinesischen Tee. Er enthält Antioxidantien und der Koffeingehalt liegt viel tiefer und ist weit weniger konzentriert als im schwarzen Tee. Trotzdem sollte er mit Maßen genossen werden.

Frühstück

1. Zum Frühstück könnten Sie einen Hafer-Porridge essen, und zwar möglichst mit biologischem Hafer, den Sie mit Apfelsaft oder Wasser, nicht aber Milch durchfeuchten können.

2. Milch ist schwer verdaulich und enthält Hormone, Steroide und Antibiotika. Molkereiprodukte steigern die Schleimerzeugung im Körper und viele Menschen können diese Nahrungsmittel nicht gründlich verdauen. Die beste Alternative scheint mir Mandelmilch, Reismilch, Hafermilch, Schaf- und Ziegenmilch zu sein.

Mittagessen

Das Mittagessen kann aus einer hausgemachten Gemüse-suppe oder aus braunem Reis mit Gemüse bestehen, vor allem wenn Sie Ihre Nahrung nach einem bestimmten Programm zusammenstellen. Wenn Sie jedoch eine protein-haltige Mahlzeit brauchen, so können Sie statt des Reises irgendein gewünschtes proteinhaltiges Nahrungsmittel wählen.

Abendessen

Dieselbe Zusammenstellung können Sie auch fürs Abendessen wählen, oder sie rösten frisches biologisches Gemüse unter häufigem Umrühren und essen dazu Hirse, Reis oder Quinoa. Auch hier kann der Mahlzeit wiederum Protein zugefügt werden. Es ist nützlich, das Getreide zwi-schen zwölf und vierundzwanzig Stunden lang einzuzwei-chen: Dies steigert Nährwert und Assimilierbarkeit.

Allerdings sollten Sie Ihren Süßspeisenkonsum ein-schränken. Wenn Sie wirklich wollen, so können Sie unge-schwefelte Trockenfrüchte naschen, die mehrere Stunden lang in Mineralwasser eingeweicht wurden.

Körperübungen

Bezüglich der Körperübungen gibt es einen großen Unter-schied zwischen der chinesischen Tradition und den westli-chen Gepflogenheiten. In China werden vor allem Chi Gong und T'ai Chi praktiziert; Diese beiden Bewegungsfor-men gelten als unschätzbare Hilfe, um das Energiesystem dauerhaft im Gleichgewicht und in starkem Zustand zu er-halten. Es wird vermutet, daß die Chinesen diese Diszipli-nen noch vor der Entstehung der Akupunktur entwickelten.

Um den Blutkreislauf und das *chi* in Gang zu halten, sollte man diese Körperübungen nicht übertreiben. Wenn man sich gar nicht bewegt, so kann dies zu Schlaffheit und Stockung führen, die nach Ansicht der Chinesen der Beginn vieler Krankheiten sind. Von anstrengenden Körperübungen wird jedoch abgeraten, vor allem in jenen Zeiten des Jahres, in denen sie den Körper und das *chi* der Nieren erschöpfen könnten. Im Winter zum Beispiel, wenn die Körperenergie ihren tiefsten Punkt erreicht, genügen sanfte Bewegungsformen wie Spazierengehen und Schwimmen, um den Kreislauf in freiem Fluß zu halten, ohne gleichzeitig unsere inneren Vitalkräfte zu erschöpfen. (Mehr Informationen darüber finden Sie in den Kapiteln über die Organe, die mit dem Winter assoziiert werden: Der Blase und der Nieren).

In den Kapiteln über die verschiedenen Körperorgane finden Sie auch die Übungen, die den *chi*-Fluß an den jeweiligen Meridianen unterstützen und auf diese Weise die Organfunktion verbessern. Geschmeidigkeit der Muskeln, wie in einem jungen elastischen Baum, ist ein Zeichen einer gesunden Leber, während Steifheit und die Unfähigkeit die Glieder zu dehnen, darauf hinweisen können, daß die Leber blockiert und außer Balance ist.

Reflexologie

Was ist Reflexologie?

Reflexologie oder Reflexzonentherapie, wie sie manchmal genannt wird, basiert auf dem Prinzip, daß alle Körperorgane eine Entsprechung auf der Sohle und der Oberseite der

Füße haben. Der Körper ist entsprechend den zehn Fingern und Zehen in zehn Zonen unterteilt, die – fünf auf jeder Seite – am Körper emporlaufen. Die rechte Körperseite entspricht dem rechten Fuß, die linke Körperseite dem linken Fuß. »Zwillings«-Organe wie Lunge und Nieren haben Reflexpunkte auf beiden Füßen; Und der Dickdarm beginnt auf dem rechten Fuß und zieht sich dann in genau derselben Weise zum linken Fuß hinüber, wie auch der horizontale Teil des Dickdarms quer über den Körper läuft. Wenn bestimmte Reflexpunkte stimuliert werden, so steigern diese Reflexe den Kreislauf in verschiedenen Körperteilen und heilen, nähren und stärken die entsprechenden Organe.

Das System der Druckpunkte auf den Fußsohlen existierte schon vor etwa dreitausend Jahren in China. Dann verbreitete sich diese Methode nach Indien und Tibet. Auch die nordamerikanischen Indianerstämme kannten die Beziehung zwischen Reflexpunkten und inneren Organen und praktizierten diese Therapie entsprechend ihrem Wissensstand. In China wurde diese Methode durch die Akupressur und die Akupunktur überlagert. Die Reflexologie erreichte Europa im frühen zwanzigsten Jahrhundert und wurde von Dr. William Fitzgerald entwickelt: Dieser bemerkte, daß man durch Druck auf bestimmte Teile des Körpers eine analgetische Wirkung in der entsprechenden Zone ausüben kann. Zusammen mit Dr. Edward Powers veröffentlichte er im Jahre 1916 ein Buch mit dem Titel *Zone Therapy* (»Zonentherapie«) und begründete damit diese Disziplin in ihrer heutigen Form. Eunice Ingham entwickelte die Theorie weiter, rückte aber die Behandlung der Füße in den Vordergrund und nannte ihre Methode die *The Ingham Method of Compression Massage* (»Ingham-Methode der Kompressionsmassage«). Sie gilt heute als Begründerin der Fußreflexonentherapie.

Wirkungsweise

Es gibt viele Theorien, die die Wirkungsweise der Reflexologie erklären wollen. Einige davon stellen einen Bezug zum Nervensystem her, da es in den Füßen ungefähr 72.000 Nervenenden gibt. Man glaubt, daß »Kristalle« oder Abfallprodukte, die der Körper nicht gründlich ausgeschieden hat, in den Füßen abgelagert werden. Wenn man die richtigen Reflexpunkte massiert, so kann man diese Kristalle zerstreuen und auflösen, bis sie vom Lymphsystem entfernt und aus dem Körper ausgeschieden werden. Eine andere Vermutung besagt, daß die Reflexologie Energieblockaden in den Meridianen entfernt, jenen Energiewegen, die sich wie ein komplexes Gewebe durch den ganzen Körper ziehen.

Techniken

Die Daumendruck-Technik ist am weitesten verbreitet und für den Laien am verständlichsten. Sie brauchen nichts weiter zu tun als den Daumen auf den Reflexpunkt zu drücken und ihn dann am ersten Gelenk zu beugen, um damit über die gesamte Reflexzone zu »wandern« und »Kristalle« oder harte körnige Klumpen aufzuspüren. Kleine kreisförmige Bewegungen unmittelbar über bestimmten Reflexpunkten können ebenfalls all diese verhärteten Zonen auflösen, die sich auf dem Fuß gebildet haben. Am besten arbeiten Sie dabei mit Talkumpuder und massieren am Ende die gesamte Zone mit irgendeinem ungemischten Basisöl wie Olive, Sonnenblume, Aprikose oder Mandel, dem sie einige wenige Tropfen ihres bevorzugten ätherischen Öls beigemischt haben.

In der chinesischen Medizin sind die Füße sehr wichtig, da viele Akupunkturmeridiane dort beginnen. Deshalb ist es sehr wohltuend, wenn man nach der Arbeit an bestimmten Reflexpunkten am Fuß den ganzen Fuß massiert und der Zone zwischen den einzelnen Zehen sowie den Zehenspitzen besondere Aufmerksamkeit widmet.

Allgemeine Richtlinien

1. Achten Sie darauf, daß Sie einen Reflexpunkt niemals überstimulieren. Es genügt, wenn Sie ungefähr eine Minute an einer Stelle arbeiten. Wenn Sie Reflexologiesandalen kaufen, so tragen Sie sie nur einige wenige Minuten pro Tag, ansonsten werden die Reflexpunkte zu sehr bearbeitet.
2. Trinken Sie nach der Behandlung mehrere Gläser Wasser, um die Abfallstoffe aus Ihrem System zu schwemmen.
3. Nach der Massage empfiehlt es sich zu ruhen, damit der Körper die Giftstoffe gründlich eliminieren kann.

Wenden Sie diese Methode niemals in den ersten drei Schwangerschaftsmonaten, nach einer schweren Mahlzeit oder Alkoholgenuß an. Es ist auch nicht empfehlenswert damit zu arbeiten, wenn jemand an einer tiefen Venenthrombose, Diabetes, Epilepsie, Wundengewebe, Wunden, Krampfadern oder anderen ernsten Krankheiten leidet. Konsultieren Sie bitte einen qualifizierten Reflexologen, wenn Sie im Zweifel sind.

Akupressur

Was ist Akupressur?

Diese Heilmethode ist mehr als dreitausend Jahre alt und wurde in China immer parallel mit der Akupunktur verwendet, um den Körper gesund und kräftig zu halten. Die Chinesen bemerkten, daß der Druck auf bestimmte Körperteile zum Zwecke der Schmerzlinderung auch eine günstige Wirkung auf andere Körperteile ausübte, die mit den behandelten Punkten nicht notwendigerweise in enger Beziehung standen. Diese Punkte, die man Akupunkturpunkte nennt, liegen auf bestimmten Meridianen (Energiekanälen), die durch den Körper laufen. Diese Punkte werden nach dem jeweiligen Meridian, auf dem sie liegen, benannt und dann von Anfang bis Ende durchgezählt.

Die Wirkungsweise

Akupressur wird eingesetzt, um Schmerzen zu lindern und den Körper im Ganzen zu balancieren; Dabei wird nicht nur Spannung, die sich im Körper angesammelt hat, gelöst, es werden darüberhinaus auch alle Körperorgane und Funktionssysteme unterstützt. Die Akupressur ist deshalb eine hervorragende Präventiv-Methode. Einfach ausgedrückt: Rings um bestimmte Akupunkturpunkte kann sich Spannung und »Stockung« (wie die Chinesen es nennen) sammeln und dies kann zu physischen Symptomen wie Muskelsteifheit und Müdigkeit führen. Der Grund dafür liegt in einem schwachen Kreislauf, der Erzeugung von chemischen Stoffen wie Milchsäure in den Muskelfasern sowie der Unterbrechung des *chi*-Flusses im ganzen Körper. Die Akupressur lockert die Muskeln, verhilft den betroffenen Zonen zu gesteigerter Blut- und Sauerstoffzufuhr und setzt den sanften Fluß des *chi* von neuem in Gang.

Techniken

Die Chinesen richten sich nach »anatomischen Kennzeichen«, wie etwa den Knochen und verwenden ein Maß, das sie *tzun* nennen, um die Punkte zu lokalisieren. In westlichen Begriffen bezieht sich ein *tzun* auf die Breite eines Fingers, deshalb habe ich an anderen Stellen in diesem Buch den Ausdruck »eine Fingerbreite« verwendet, damit Sie den richtigen Akupressurpunkt lokalisieren können.

Wenn Sie diesen Punkt gefunden haben, so üben Sie Druck auf ihn aus, und zwar mit der Daumenkuppe, vielleicht auch mit der Fingerkuppe, wenn Ihnen das angenehmer ist. Der Druck auf die Punkte soll zu Beginn relativ leicht sein, vor allem, wenn Sie sensitiv sind, oder wenn ihr Körper ermüdet und schwach ist. Das Prinzip *no pain, no gain* (»ohne Schmerz keine Heilung«) ist hier nicht anwendbar. Warten Sie vielmehr, bis sich Ihre Energie und Ihre Kraft erholt haben, dann kann ihr Körper auch ganz von selbst mehr Druck aushalten. Der jeweilige Punkt kann bis zu einer Minute gedrückt werden, eine andere Möglichkeit besteht darin, immer wieder in Abständen Druck auf den Punkt auszuüben und wieder loszulassen. Sie können solche Akupressurpunkte auch mit kleinen kreisförmigen Massagebewegungen behandeln. Da die Akupressurpunkte auf beiden Seiten des Körpers liegen, also bilateral sind, sollten Sie immer auch den entsprechenden Punkt auf der anderen Körperseite behandeln.

Die Zeitdauer der Einwirkung auf den jeweiligen Punkt variiert von einem Individuum zum anderen, je nach seiner oder ihrer Empfindlichkeit und je nachdem, ob das Problem akut ist. Im allgemeinen sollten beliebige Punkte nur kurz, dafür aber oft behandelt werden, während bestimmte auffallende Punkte massiert werden oder bis zu einer Minute lang gedrückt werden sollten. Bei extremem Schmerz oder Unbehaglichkeit kann die Akupressur alle zwei Stunden durchgeführt werden, bis eine Verbesserung eintritt. Bei chronischen Krankheitszuständen sollte die Akupressur einige Monate mehrere Male pro Woche durchgeführt werden, um die besten Resultate zu erzielen.

Allgemeine Richtlinien

1. Greifen Sie niemals zu Akupressur, wenn Sie zuviel Alkohol getrunken, starke Drogen oder eine schwere Mahlzeit eingenommen haben.
2. Behandeln Sie niemals einen Akupunkt, auf dem eine Warze, eine Narbe oder eine Wunde liegt.
3. Wenn Sie an einem Herzproblem oder irgendwelchen anderen schweren Krankheiten leiden, so konsultieren Sie Ihren Hausarzt oder einen erfahrenen Akupresseur, bevor Sie sich dieser Behandlung unterziehen.
4. Vermeiden Sie Akupressur in den frühen oder sehr späten Stadien der Schwangerschaft.
5. Achten Sie darauf, daß Sie einen Punkt niemals überstimulieren. Bei Symptomen des Energiemangels stärkt es die Körperenergie, wenn Sie anhaltenden Druck auf einen Punkt ausüben, während Sie durch Reiben eines Punktes überschüssige Energie beruhigen können.

6. Trinken Sie nach der Behandlung mehrere Gläser Wasser (vorzugsweise warm!), um die Abfallstoffe aus Ihrem System auszuschwemmen.

Ruhen Sie nach der Massage Ihrer Akupressurpunkte, damit ihr Körper die Giftstoffe wirkungsvoll ausscheiden kann.

Aromatherapie

Was ist Aromatherapie?

Hier geht es um die Verwendung der aromatischen ätherischen Öle von Blüten, Bäumen, Früchten und Kräutern, die zur Heilung des Körpers auf allen Ebenen (Körper, Seele und Geist) beitragen. Die Aromatherapie besitzt eine starke Wirkung auf die ganze Person und kann als »ganzheitliche« Therapie bezeichnet werden.

Aber sie ist keineswegs neu, auch wenn sie in den letzten Jahrzehnten sehr populär geworden ist. Tatsächlich hat Hippokrates einmal gesagt, daß »der Weg zur Gesundheit darin besteht, jeden Tag ein Duftbad zu nehmen und sich mit einem Duftöl massieren zu lassen«. Schon 4500 Jahre vor Christus verwendeten die Ägypter diese Öle auf vielerlei verschiedene Art; Im Grab Tut Ench Amuns wurden vor kurzem Salböle gefunden, welche Weihrauch und Lavendelöl enthielten. Um zweitausend vor Christus schrieb der Kaiser von China über seine Entdeckungen in bezug auf die Eigenschaften bestimmter Pflanzen: Die Verwendung von Kräutern und Ölen für Heilzwecke (zusammen mit Akupunktur) ist Teil der ungebrochenen chinesischen Tradition bis zum heutigen Tag.

In unserem Jahrhundert verbrannte sich einmal ein französischer Chemiker namens René Maurice Gattefossé, als er in seinem Laboratorium arbeitete. Er tauchte seinen Arm in ein Fäßchen mit Lavendelöl, und seine Brandwunde heilte nicht nur unversehens, sondern hinterließ nicht einmal eine Infektion oder eine Narbe. Er widmete den Rest seines Lebens der Erforschung der erstaunlichen Heileigenschaften von Pflanzen und Blüten. Er schrieb ein Buch über dieses Thema mit dem Titel *Aromathérapie* und so heißt diese Heilmethode auch heute noch.

Wirkungsweise

Öle haben viele Eigenschaften. Sie können beruhigend, schmerzlindernd, entgiftend, antibakteriell und antiviral sein; andere Öle wiederum sind belebend und stimulierend und besitzen sogar aphrodisiakische Eigenschaften. Bestimmte Öle und Kräuter weisen auch eine Affinität zu bestimmten Körperorganen auf. So bewegt sich Knoblauch zum Beispiel zur Lunge hin – wenn Sie eine Knoblauchzehe auf ihre Fußsohle reiben, so wird ihr Atem eine Viertelstunde später danach riechen!

1. Öle können in die Haut eindringen und extrazelluläre Flüssigkeiten bringen sie, wie Gattefossé als erster entdeckte, in das Kreislauf- und Lymph-System. Die Öle haben die Tendenz, durch die Haut in den Körper zu gelangen, vor allem durch eine Massagebehandlung.
2. Die Öle der Aromatherapie werden in einem Basisöl, wie etwa Mandelöl, Weintrauben- oder Sonnenblumenöl aufgelöst und dann in die Haut einmassiert. Allgemein gilt: Ein Tropfen ätherischen Öles wird

mit 5 ml des Basisöls gemischt. **Achten Sie darauf, ob das ätherische Öl als stark, mittel oder schwach klassifiziert ist; Wenn es »schwach« ist, so können Sie dem Basisöl 2 Tropfen auf 5 ml zufügen; Wenn es »mittel« ist, verteilen Sie einen Tropfen auf 10 ml des Basisöls, wenn es »stark« ist, so geben Sie einen Tropfen auf 20 – 30 ml des Basisöls.**

3. In der Badewanne können Sie die Aromatherapie auf ganz besonders angenehme Weise genießen: Maximal acht Tropfen genügen für ein Vollbad. Wenn das Öl als »mittel« oder »stark« klassifiziert ist, so können Sie weniger verwenden (diese Information wird noch später in diesem Buch für jedes einzelne Öl aufgelistet).

4. Auch durch den Duft können wir ätherische Öle intensiv in uns aufnehmen. Sie treten in die Lungen ein und können von da aus unser Nervensystem, unsere Hormone, Gefühle und Stimmungen beeinflussen. Ich fülle oft Wasser in eine Flasche mit Sprühverschluß und füge einige erfrischende Öle hinzu, um meine grauen Zellen zu stimulieren, wenn ich forsche und schreibe.

5. Dampfinhalationen sind hervorragende Heilmittel für Erkältungen und Stirnhöhlenentzündungen. Geben Sie zwei bis drei Tropfen ihres gewünschten ätherischen Öls in eine Schale mit heißem Wasser, halten Sie Ihren Kopf über dieser Schale und legen Sie ein Handtuch über den Kopf. Atmen Sie die Dämpfe ein und richten Sie sich hin und wieder auch wieder auf, um durchzuatmen, wenn es notwendig ist.

6. Duftlampen sind heute ohne weiteres im Handel erhältlich, wählen Sie aber eine, deren Wasserschale groß genug ist. Sonst verdampft das Wasser so

schnell, daß ihre Mischung am Boden der Schale anbrennt, und der Geruch, der dabei entsteht, ist keineswegs angenehm! Je nach der Größe der Wasserschale können sie hier in etwa fünf Tropfen hinzugeben.

Allgemeine Richtlinien

1. Manche Öle sind in konzentrierten Dosierungen giftig, deshalb sollten Sie einen professionellen Aromatherapeuten konsultieren, wenn ihr Wissen über die ätherischen Öle begrenzt ist. Er kann ihnen raten, welche Öle für Sie passen und in welcher Dosierung Sie sie verwenden sollten.
2. Die Intensität eines jeden Öles wird als »stark«, »mittel« oder »schwach« klassifiziert.
3. Wenn Sie Öle in der Badewanne verwenden, so fügen Sie sie erst hinzu, wenn Sie die Wanne bereits gefüllt haben; *Sie sollten sie jedoch nicht mit dem heißen Wasser aus dem Hahn mischen.* Halten Sie die Badezimmertür geschlossen, damit die Düfte nicht entweichen. Entspannen Sie sich mindestens sieben Minuten lang in Ihrem Vollbad, bevor Sie irgendeine Seife oder ein Shampoo benützen; so ziehen Sie den maximalen Nutzen aus Ihrem Öl.
4. Wenn Sie Zitrusöle verwenden, so sollten Sie sie in einem Basisöl auflösen, bevor Sie sie dem Badewasser hinzufügen. Denn wenn sich die Tropfen nicht richtig verteilen, können Sie die Haut reizen.
5. Halten Sie die ätherischen Öle immer fern von den Augen.
6. Kaufen Sie die besten Öle, die Sie sich leisten können, vorzugsweise organisch-biologischer Herkunft

und überzeugen Sie sich, daß Sie ungemischt und natürlich sind. Denn die synthetischen Versionen, die inzwischen zur Verfügung stehen, besitzen nicht die Kraft und Wirksamkeit der echten, unverfälschten ätherischen Öle.

7. Verzichten Sie auf Aromatherapie, wenn Sie Alkohol, Drogen oder ein schweres Mahl genossen haben.

8. Verzichten Sie auf eine Aromatherapiemassage, wenn Sie unter hohem Fieber oder einer Krankheit, wie etwa einem viralen Infekt leiden. Wenn Sie irgendeine andere ernsthafte Krankheit haben, so sollten Sie einen erfahrenen Aromatherapeuten konsultieren, bevor Sie sich behandeln lassen.

9. Vermeiden Sie Aromatherapie in den frühen oder sehr späten Stadien der Schwangerschaft und vermeiden Sie vor allem Majoran, Fenchel, Ingwer, Pfefferminz und Rosmarinöl. In anderen Stadien der Schwangerschaft ist Aromatherapie nützlich, aber man sollte nicht den Bauch damit massieren.

10. Wenn Sie an Epilepsie leiden, sollten Sie Fenchel- und Rosmarinöl vermeiden und ihren Arzt befragen, bevor Sie irgendeine Behandlung beginnen.

11. Starke Öle, wie etwa Pfefferminze, Kampfer, schwarzer Pfeffer und Eukalyptus können homöopathischen Heilmitteln entgegenwirken; Deshalb sollten Sie sich mit einem qualifizierten Homöopathen besprechen, wenn Sie beide Therapien zugleich verwenden.

Trinken Sie nach einer Aromatherapiebehandlung mehrere Gläser Wasser, um die Abfallstoffe aus Ihrem System zu schwemmen. Es empfiehlt sich auch, nach einer Massage zu ruhen, damit der Körper die Giftstoffe wirkungsvoll ausscheiden und die Körpergewebe regenerieren kann.

Die Emotionen

Heute beginnt die westliche Medizin endlich, die Heilkraft nicht nur des Körpers, sondern auch des Bewußtseins zu schätzen. Spannende Forschungsergebnisse haben unsere Vorstellungen von Bewußtsein verändert, und heute ist man der Meinung, daß das Bewußtsein im gesamten Körper zugegen ist. Und was ist der Grund dafür? Die Zellen, die unsere Emotionen im Gehirn transportieren, gehören gleichzeitig auch zu unserem Immunsystem. Das ist erst vor kurzem entdeckt worden. Die Chinesen aber haben schon seit Tausenden von Jahren begriffen, daß Gedanken und Emotionen eine große Wirkung auf unseren Gesundheitszustand besitzen, und daß emotionale Störungen die Gesundheit des Körpers beeinträchtigen. Deshalb spielen auch Emotionen eine wichtige Rolle in diesem Buch und werden in jedem der Kapitel über die Organe erörtert. Es gibt fünf Emotionen, die mit den fünf Elementen und den fünf lebenswichtigen *yin*-Organen (Leber, Herz, Milz, Lunge und Nieren) verbunden sind. Wut hat mit der Leber zu tun, Freude mit dem Herzen, Nachdenklichkeit und Grübelei mit der Milz, Kummer mit den Lungen und Angst mit den Nieren.

Bachblüten

Was sind Bachblüten?

Bachblüten sind Flüssigkeiten, die den »Geist« bestimmter Pflanzen und Blüten in sich tragen. Sie haben die Fähigkeit, den Körper auf allen Ebenen – physisch, mental, emotional und spirituell – in einen Zustand des Wohlbefindens zu versetzen. Man glaubt, daß Blüten aufgrund ihrer jeweiligen Schwingungseigenschaften besondere Heilkräfte besitzen, und daß jede verschiedene Blütenspezies ihr eigenes, einzigartiges Energiesystem besitzt. Um eine Blütenessenz herzustellen, legt man normalerweise die Blütenblätter in eine Wasserschale und läßt sie mehrere Stunden lang in der Sonne stehen, damit die Blumen ihre Essenz ins Wasser abgeben. Diese Tinktur wird dann mit Alkohol, wie etwa Cognac aufgelöst und konserviert. Von dem so gewonnenen Heilmittel nimmt man dann täglich mehrere Tropfen ein.

In vielen verschiedenen Ländern werden Blütenessenzen schon seit Jahrtausenden verwendet. So ordneten zum Beispiel die amerikanischen Indianer die Energien von verschiedenen Blumen einzelnen Teilen des Körpers zu, die der Heilung bedurften. In England war es ein einstmals erfolgreicher Londoner Arzt, der von der orthodoxen medizinischen Praxis enttäuscht war, den Medizinerberuf an den Nagel hängte und sein weiteres Leben der Erforschung der Pflanzenenergien und -Heilkräfte widmete. Sein Name war Dr. Bach. Er isolierte achtunddreißig verschiedene Blüten, um bestimmte emotionale Störungen zu beheben: Dies war der Augenblick, in dem die Bachblüten-Therapie geboren wurde. Ich habe diese Heilmittel in mein Buch aufgenommen, da sie in Europa und anderen Teilen der Welt leicht erhältlich sind.

Die Wirkungsweise

Im Gegensatz zu konventionellen Arzneimitteln, die hauptsächlich auf der physischen Ebene wirken, beeinflussen die energetischen Muster der Blütenessenzen eher die emotionale, spirituelle und mentale Ebene. Darin gleichen sie den homöopathischen Heilmitteln, denn wie sie stellen sie eine

Form subtiler Energie dar. In der jeweiligen Substanz wird die Schwingungsenergie der Pflanze eingefangen und hilft uns bei oraler Einnahme, einen Zustand der Harmonie zu erreichen. Dies geschieht dadurch, daß Blockaden der emotionalen und mentalen Ebene (wie etwa Sorge, Furcht, Nervosität) aufgelöst werden. Sobald wir dann wieder im Gleichgewicht sind, verschwindet dann auch der Krankheitszustand.

Allgemeine Richtlinien

1. Bachblüten haben keine Nebeneffekte, sind nicht suchterzeugend und können gefahrlos sowohl von Erwachsenen wie auch von Kindern verwendet werden.
2. Von jeder einzelnen Blütenessenz nimmt man vier Tropfen in Wasser gelöst. Dies gilt auch für die *rescue-*Tropfen, die klassisch zusammengesetzte Bachblüten-Therapie für Schock und Trauma.
3. Sie können mehr als eine Blütenessenz gleichzeitig nehmen, aber manche Bachblütenberater empfehlen, daß man nicht mehr als vier verschiedene Blüten in einer Mischung verwenden sollte. Wenn Sie beschließen, mehrere Blüten gleichzeitig zu nehmen, so sollten Sie etwa zwei Tropfen von jeder einzelnen in einem Glas Wasser oder direkt aus dem Fläschchen unter der Zunge einnehmen.

Affirmationen

Affirmationen sind kurze, positive Aussagen, die man laut oder leise für sich selbst wiederholt, um Veränderungen zu bewirken. Sie können uns helfen, vieles zu erreichen, einschließlich besserer Gesundheit und eines höheren Niveaus von Selbstachtung und Selbstwertgefühl. In den frühen Stadien der Arbeit mit Affirmationen besteht eine ihrer wichtigsten Wirkungen darin, daß sie negative, selbstzerstörerische Botschaften, die in unserem Kopf vorhanden sind, balancieren. Wir alle leiden unter diesem inneren Dialog, unter Ängsten und Sorgen über unsere Gesundheit, unsere Fähigkeiten, unsere Beziehungen, unseren Selbstwert usw. Solche Sorgen können wir deutlich reduzieren, wenn wir unsere Denkweise verändern: Wenn wir nach und nach negative Aussagen durch freundliche, unterstützende Affirmationen ersetzen, so programmieren wir unser Unterbewußtsein zu einem positiveren und konstruktiveren Denken um.

Geraten Sie nicht in Panik, wenn es Ihnen zunächst schwierig erscheint! Schließlich legen Sie sich ja mit Überzeugungen an, die Sie wahrscheinlich schon seit frühester Kindheit mit sich herumtragen! Wenn Sie Affirmation ohne Zielvorstellung und Überzeugung vor sich hinsagen, so werden Sie mit Sicherheit nicht so viel Kraft beinhalten, als wenn Sie sie mit Bewußtsein und Gefühl aussprechen. Legen Sie also Intensität und Leidenschaft hinein!

Die Affirmation in diesem Buch sind in besonderer Weise auf die Organsysteme zugeschnitten und sollen die Emotionen stärken, die mit den verschiedenen Organen verbunden sind. Affirmationen zu bilden kann durchaus lustvoll sein, zögern Sie deshalb nicht, jede eigene einzigartige Aussage zu formulieren. Allerdings soll sie positiv und leicht zu äußern sein. Sie können auch ganz einfach sein, wie etwa »Ich bin gesund« oder »Ich fühle mich phantastisch« oder »Ich mag mich« oder besser noch »Ich liebe mich selbst«!

Inzwischen wurde auch bewiesen, daß Lächeln das Immunsystem stärkt und die Gesundheit verbessert. Allein schon die physiologischen Veränderungen der Gesichtsmuskeln können die Produktion von Endorphinen stimulieren. Das sind unsere »Glückspillen« aus der Apotheke unseres Gehirns. Lächeln Sie also, wenn Sie Ihre Affirmationen aussprechen. Dies wird Ihre Stimmung noch steigern!

Visualisierung und Meditation

Gegenwärtig wird viel geforscht, um die Kraft der Visualisierung und Meditation bei der Überwindung von Krankheiten zu unterstützen und zu beweisen. Visualisierungen sind eine Methode, um die Kraft unserer Imagination zur Bildung konstruktiver, unterstützender Bilder einzusetzen, mit der wir unsere tief sitzende negative Konditionierung ersetzen und eine neue Ebene der Gesundheit und des Wohlbefindens herbeirufen können. Mit Visualisierungen können wir jeden Bereich unseres Lebens intensivieren, aber die Kapitel über die verschiedenen Organe konzentrieren sich auf Visualisierungen, die unsere Körpersysteme balancieren und positiv transformieren können. Das Ergebnis: Die Steigerung unseres allgemeinen Gesundheitszustandes.

Wenn Sie einige der Meditationen ausprobieren, die in diesem Buch dargelegt sind, so machen Sie sich keine Sorgen, wenn Sie Bilder nicht »sehen« können. Wir sind alle verschieden, und manche von uns können fühlen, andere intuitiv spüren – wählen Sie einfach die Methode, die bei Ihnen am besten funktioniert.

Es ist empfehlenswert, die Meditationen auf Band aufzunehmen oder von einem Freund vorlesen zu lassen, damit Sie sich voll und ganz entspannen können. Sprechen Sie dabei *sehr* langsam und auf sanfte und entspannte Art und Weise.

Zu welchem Element gehören Sie?

Dieser Test soll Ihnen dabei helfen herauszufinden, ob bei Ihnen ein Element (Erde, Feuer, Wasser, Holz oder Metall) außer Balance geraten ist und Unterstützung braucht. Seien Sie bei der Beantwortung des Fragebogens so ehrlich wie möglich und denken Sie nicht zu lange über die Frage nach, denn die unmittelbare Antwort ist meistens die genaueste.

Punktesystem

- Wenn Sie sehr oft unter den genannten Symptomen leiden oder eine starke Übereinstimmung mit dem emotionalen Bild verspüren, so zählen Sie drei Punkte.
- Wenn Sie unter den genannten Symptomen und Emotionen regelmäßig leiden, so zählen Sie einen Punkt.
- Wenn Sie unter den genannten Symptomen und Emotionen gelegentlich leiden, so zählen Sie null Punkte.
- Wenn Sie diese Probleme nur hin und wieder haben oder der jeweiligen Frage gleichgültig gegenüberstehen, so zählen Sie minus eins Punkte.
- Wenn Sie eine stark negative Reaktion darauf haben, da Sie diese Emotionen oder Symptome niemals erleben, zählen Sie minus drei Punkte.

Die Symptome

Erdelement – Magen und Milz

1. Völlegefühl und Schwellung im Unterleib
2. Aufgeblähtheit, Flüssigkeitsansammlung und Schleim im Körper
3. Müde, schmerzende, schwere und kalte Glieder
4. Große Müdigkeit und Lethargie
5. Schlaffes und schwaches Fleisch, fehlender Muskeltonus, Mangel an Kraft im Unterleib
6. Organvorfall im Unterleib (Blase, Eingeweide, Uterus)
7. Lockerer Stuhlgang und Durchfall, Blähungen
8. Mangelhafte Verdauung und Nahrungsverwertung, langsamer Stoffwechsel
9. Schmerzen unter der linken Seite des Brustkorbes in der Nähe der Milz und des Magens
10. Verschlimmerung der Symptome unter kalten und feuchten Umweltbedingungen
11. Leicht bekümmert und überbesorgt
12. Obsessive und zwanghafte Verhaltensstörungen
13. Panik bei Veränderungen und Tendenz, sich von Einzelheiten überwältigen zu lassen
14. Eßstörungen wie Bulimie und Anorexia Nervosa
15. Suchtartiges Verlangen nach süßen Speißen und Eiscreme
16. Verschlimmerung der Symptome nach Aufnahme von kalten Nahrungsmitteln, Süßigkeiten und rohen Früchten und Gemüsen
17. Wechselhafter Appetit, zwischen Appetitlosigkeit und Gefräßigkeit
18. Schluckauf, Rülpsen, Übelkeit und Erbrechen

19. Verschlimmerung der Symptome zwischen
    7 und 11 Uhr vormittags ⊟ 3
20. Säure im Magen, Geschwüre des Magens oder des
    Zwölffingerdarms ◻

                                    Gesamt −5 ◻

Feuerelement – Herz und Dünndarm

1. Zuckungen und Panikattacken ◻ 1
2. Herzanfälle, Angina, Verhärtung von Arterien ◻
3. Hoher oder sehr niedriger Blutdruck ◻ −3
4. Schwacher Kreislauf ◻ 0
5. Übermüdung von Ruhelosigkeit und heftigem
   Verlangen ◻ 0
6. Schlaflosigkeit und Wallungen in der Nacht ◻ 0
7. Stark gerötete Gesichtsfarbe ◻ −3
8. Lebhafte Träume, ruheloser Schlaf und Alpträume ◻ −3
9. Extreme Ängstlichkeit, emotionale Unbehaglichkeit und Mangel an Freude ◻ +3
10. Haß und grausames Verhalten ◻ 0
11. Mangel an Selbstliebe und niedriges
    Selbstwertgefühl ◻ +3
12. Übermäßiges Gelächter und Kichern zu
    unpassenden Zeiten ◻ −3
13. Schwache Muskelspannung und geschwollener
    Bauch ◻ 0
14. Schmerzen in Hals, Schulter und Nacken ◻ +3
15. Tennisellbogen und unbewegliche Schultern ◻ 0
16. Verschlimmerung der Symptome bei übermäßiger
    Hitze ◻ 1
17. Geistige Verwirrung und Entscheidungslosigkeit ◻ 1
18. Unfähigkeit, Entscheidungen zu fällen ◻ 3

19. Verschlechterung des Zustandes zwischen
    11 Uhr vormittags und 3 Uhr nachmittags ☐ *0*
20. Hörstörungen und Taubheit ☐ *1*

Gesamt ☐ *4*

Wasserelement – Blase und Nieren

1. Mangelnde Kontrolle über die Blase, häufiges
   Urinieren ☐ *3*
2. Zystitis und Blaseninfektionen ☐ *1*
3. Aufgedunsenheit und Wasseransammlungen in
   Fußgelenken und Füßen ☐ *-3*
4. Aufgedunsenheit und dunkle Augensäcke. ☐ *-1*
5. Unfruchtbarkeit und Impotenz ☐ *-1*
6. Schwache Libido und Mangel an Sexualflüssigkeiten ☐ *0*
7. Ständige Müdigkeit, Lethargie und häufiges
   Gähnen ☐ *1*
8. Schmerzen im unteren Rücken, Hexenschuß
   und Ischias ☐ *1*
9. Steifheit oder Schwäche der Knie ☐ *1*
10. Verspannung oder Schmerzen an der Rückseite
    der Beine und Hüften ☐ *-3*
11. Schmerz in den Fußgewölben, Fußsohlen oder
    Fersen ☐ *0*
12. Dünnes Haar, gespaltene Haarenden, stumpfes
    Haar ☐ *3*
13. Vorzeitiges Ergrauen, Haarverlust ☐ *1*
14. Verschlimmerung der Symptome unter kalten und
    feuchten Umweltbedingungen ☐ *0*
15. Ängste und Phobien; Schüchternheit und Mangel
    an Selbstvertrauen ☐ *3*
16. Paranoides Verhalten, Verdächtigungen ☐ *-1*

17. Unablässiges sich Beklagen und Seufzen
18. Suchtartiges Verlangen nach salzigen
    Nahrungsmitteln
19. Weiche oder brüchige schwache Knochen
20. Lernschwierigkeiten, langsame Entwicklung,
    schwaches Erinnerungsvermögen

Gesamt

Holzelement – Gallenblase und Leber

1. Von Übelkeit begleitetes Kopfweh und Migräne
2. Prämenstruelle Symptome, darunter Stimmungs-
   veränderungen und Empfindlichkeit der Brüste
3. Unregelmäßige und schmerzhafte Menstruationen,
   entzündete Genitalorgane
4. Schwaches Augenlicht, entzündete, müde, trockene
   Augen und tanzende Flecken vor den Augen
5. Schwache, eingekerbte und splitternde Fingernägel
6. Steifheit und Verhärtung der Muskeln, vor allem
   im Bereich der Schultern und des Halses
7. Probleme mit den Bändern und Sehnen, mangelnde
   Beweglichkeit
8. Schwindel und Übelkeit, sich übergeben aufgrund
   von Nahrungsverweigerung
9. Laute Stimme, häufiges Schreien
10. Schmerzen unter der rechten Seite des Brustkorbes
    in der Nähe der Leber und der Gallenblase
11. Mühsame Verdauung von fetten Nahrungsmitteln;
    Allergien und schwere Verträglichkeit von Alkohol
12. Bitterer oder metallischer Geschmack im Mund
13. Verschlimmerung der Symptome unter windigen
    und trockenen Bedingungen

14. Geringe Fähigkeiten der Planung und Organisation ☐ — ∧
15. Frustration, Ärger, Aggression, Reizbarkeit und übermäßige Nervenanspannung ☐ ∧
16. Eifersucht und Ressentiment, unausgedrückter Ärger, der zu Depression führt ☐ ∧
17. Zuckungen und Spasmen am ganzen Körper, vor allem in den Muskeln ☐ — ∧
18. Suchtartiges Verlangen nach sauren Lebensmitteln, wie zum Beispiel eingelegtem Gemüse und Zitronen ☐ ∧
19. Verschlechterung des Zustandes zwischen 11 Uhr nachts und 3 Uhr morgens ☐ — ∧
20. Schwerfälligkeit und Neigung zu Unfällen ☐ ∧

Gesamt ☐ — ∧

Metallelement – Lunge und Dickdarm

1. Atemschwierigkeiten, Lungenemphysem ☐ — ∧
2. Atemnot und Müdigkeit bei körperlichen Anstrengungen ☐ ∧
3. Spannungen in der Brust und leise Stimme ☐ ∧
4. Häufige Erkältungen und Infektionen, schwache Abwehrkräfte ☐ ∧
5. Husten mit oder ohne schleimige Auswürfe, Halsinfektionen, Kehlkopfentzündung ☐ ○
6. Stirnhöhlenkatarrh, Niesen, laufende Nase und andere Nasenprobleme ☐ 3
7. Überschüssige Schleimbildung oder Trockenheit und mangelnde Schleimbildung ☐ ∧
8. Überschüssige oder fehlende Schweißabsonderung ☐ ○
9. Schwacher Geruchssinn ☐ ○
10. Verstopfung und Durchfall ☐ ∧

11. Stark übelriechende Ausscheidungen aus dem Darm (Stuhlgang oder Blähungen) ☐ 3

12. Körpergeruch und schlechter Atem ☐ 0

13. Schmerzen in der Brust oder dem Unterleib ☐ 1

14. Verschlimmerung der Symptome unter heißen und trockenen Umweltbedingungen ☐ 3

15. Trockenheit der Haut, Psoriasis, Ekzeme ☐ 1

16. Kummer, Pessimismus, Melancholie, Weinen und Depression ☐ 1

17. Unfähigkeit, die Vergangenheit loszulassen, gelangweiltes und apathisches Verhalten ☐ 1

18. Suchtartiges Verlangen nach würzigen und scharfen Speisen ☐ 0

19. Verschlechterung des Zustandes zwischen 3 Uhr und 7 Uhr morgens ☐ 0

20. Schwaches Gedächtnis und verwirrtes Denken ☐ 3

Gesamt 20 ☐

Die Ergebnisse

Zählen Sie Ihre Punkte für jedes Element zusammen: Vielleicht hat eines davon einen höheren Zahlenwert. Und dann können Sie sich dem betreffenden Kapitel zuwenden, um die dort behandelten Organe besser zu verstehen und herauszufinden, was sie zu Ihrer Selbstheilung unternehmen können.

Aufgrund der Beschaffenheit der Organe und ihrer wechselseitigen Beziehungen sind es manchmal mehrere Elemente, die Symptome erzeugen. Wenn Sie nach dem Ausfüllen des Fragebogens noch kein klares Bild gewonnen haben, so versuchen Sie aus den Kapiteln über die Organe zu entnehmen, welches Element beziehungsweise welche Elemente für Sie am relevantesten sind.

III

Die Elemente

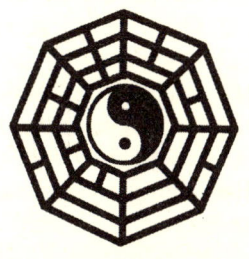

1. Das Erd-Element

Organpaar

Die Milz ist mit dem Magen verbunden und hilft bei der Transformation und dem Transport von Nahrung und Flüssigkeit. Der Kauprozeß bereitet die Nahrung für diese Transformations- und Transportfunktion vor, die von Magen und Milz erfüllt wird. Wenn die Nahrung von einem der beiden Organe nicht richtig transformiert wird, so kann dies zur Entstehung von überschüssiger Feuchtigkeit (Wasseransammlung und Schleim) sowie Verstopfungen führen. Dies mindert unsere Vitalität und schwächt die Verdauung noch mehr, so daß es zu Symptomen wie Völlegefühl und Aufgedunsenheit, Appetitmangel, Schluckauf, lockerem Stuhlgang und Blähungen kommt, ferner wird dadurch auch ein schwaches Lymphsystem gefördert.

Klima

Das Klima, das dem Erdelement zugeordnet wird, ist feucht und schwül und beides kann die Funktionen von Magen und Milz schwächen. Wenn Ihre Symptome durch ein Klima dieser Art verschlimmert wird, so liegt darin ein diagnostischer Hinweis darauf, wo Ihr Ungleichgewicht liegt.

Jahreszeit

Die Erdphase wird mit dem Spätsommer assoziiert. Dies ist eine Zeit der Balance, der Transformation und der Neutralität. Im Sinne der natürlichen Wachstumszyklen fällt die Erdphase in jene Zeit, in der sich die Blüten des Sommers in Früchte verwandelt haben. Dies ist eine Zeit der Reifung, und dementsprechend ist auch die Hauptfunktion eines der Erdorgane, nämlich des Magens, das Reifen und Verrotten. Diese Jahreszeit beinhaltet das eigentliche Wesen der Erde, sie vermittelt das Gefühl von Sicherheit, rhythmischer Wiederkehr, weil sie die Erntefrüchte in ihrer Fülle liefert.

Farbe

Gelb ist die Farbe, die dem Erdelement zugeordnet wird, und die man immer wieder im goldenen Licht des Spätsommers erblickt. Wenn die Milz aus dem Gleichgewicht geraten ist, so würde eine chinesische Akupunkteurin oder ein Akupunkteur mit geübtem Auge einen Gelbstich in der Gesichtsfarbe entdecken. Leidenschaftliches Verlangen nach dieser Farbe oder umgekehrt, eine starke Ablehnung von Gelb kann auf ein Ungleichgewicht in diesem Element hinweisen.

Tageszeit

Für den Magen liegt sie zwischen sieben und neun Uhr morgens, für die Milz zwischen neun Uhr und elf Uhr vormittags. Dies ist eine gute Zeit für den Magen, um mit der Verdauung der Nahrung zu beginnen, und für die Milz, um diese Transformation zu beenden.

Körpergewebe

Die Milz bestimmt den Zustand unseres Gewebes und unserer Muskeln. Ein kräftiger, straffer Körper zeigt eine starke Milzenergie an. Schwacher Kreislauf, Dickleibigkeit, schlaffes Fleisch, mangelnder Muskeltonus, Gefühle von Ermüdung oder Schwere in den Beinen, schwache Muskeln und Atrophie haben ebenfalls mit dem Erdelement zu tun. Auch die Struktur des Fleisches ist dann nicht gleichmäßig, vielmehr bietet es den Anblick einer wässrigen Art von Cellulitis. Ein schwacher Kreislauf kommt bei Frauen häufiger vor. Man glaubt, daß einer der Gründe dafür darin liegt, daß die Menstruation eine starke Milzenergie erfordert und daß der monatliche Blutverlust dieses Organ erschöpft, da es mehr Blut erzeugen muß, um das verlorene zu ersetzen.

Klang der Stimme

Wenn jemand mit melodischer Intonation spricht, so verweist dies auf Milz und Magen, da sich ein singender Klang auf diese Organe bezieht.

Sinnesorgan

Die Körperöffnung, die vom Erdelement geleitet wird und eine unmittelbare Beziehung mit der Milz besitzt, ist der Mund. Der Mund scheidet Speichel ab, und dies ist das Flüssigkeitssekret des Erdelementes; ein Mangel an Speichel verhindert, daß die Nahrung richtig verdaut wird.

Reflektor

Die Lippen spiegeln die Kraft von Magen und Milz wider. Wenn sie feucht und rosig sind, so sind diese Organe gesund und stark; wenn sie jedoch blaß und trocken sind, so sollte man mehr auf diese Organe achten.

Symptome des Ungleichgewichts:

Obsessionen, Sorgen, schwaches Gedächtnis, überschüssige Feuchtigkeit im Körper (Wasseransammlungen, zu viel Schleim), Übergewicht, verstopftes Lymphsystem, Prolapsus und lockerer Stuhlgang.

Der Magen

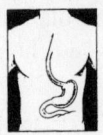

Der Magen ist ein geschmeidiger, J-förmiger Sack, der sich auf der linken Seite des Körpers unmittelbar unter dem Zwerchfell befindet. Seine doppelte Funktion besteht darin, Nahrung zu empfangen und zu verdauen.

Die westliche Funktion

Die Verdauung beginnt im Mund, dort beginnt der Speichel, die Stärke in der Nahrung in einfache Form von Zucker aufzuspalten. Der Speichel befeuchtet die Nahrung, damit sie leichter durch die Speiseröhre (Ösophagus) zum Magen hinabgleitet. Dort werden dann starke saure Verdauungssäfte abgegeben, um den Abbau der Proteine zu ermöglichen. Die Kontraktion und Lockerung der Magenmuskeln unterstützen die Vermischung der Nahrung mit Enzymen, und so entsteht daraus eine Flüssigkeit, die man Chymus nennt. Die teilweise verdaute Nahrung wird dann in den Zwölffingerdarm entlassen und dort kommen weitere Säfte aus der Gallenblase und der Bauchspeicheldrüse hinzu, um den Verdauungsprozeß weiterzuführen.

Die traditionelle chinesische Deutung

- Element: Erde
- Partnerorgan: Milz
- Klima: Feucht
- Jahreszeit: Spätsommer
- Farbe: Gelb
- Tageszeit: Sieben bis neun Uhr vormittags
- Körpergewebe: Muskeln und Fleisch
- Klang der Stimme: Singend
- Sinnesorgan: Mund
- Reflektor: Lippen
- Geschmack: süß
- Emotion: Mitgefühl/Sorge

Symptome des Ungleichgewichts

Emotional

Unruhe, die unablässig im inneren des Magens nagt. Unsicherheit. Suchtartiges Verlangen nach Mitgefühl.

Physisch

Geschwüre in Magen und Zwölffingerdarm. Chronische Gastritis. Schwacher oder übermäßiger Appetit. Übelkeit, Erbrechen, Schluckauf, Aufstoßen. Kolik. Schmerzen im Verdauungstrakt (Dyspepsie).

In der traditionellen chinesischen Medizin wird der Magen auch »Meer der Ernährung« genannt. Er ist die erste Station bei dem Empfang und der Transformation von Nahrung und Getränken in Energie. Der Magen läßt die Nahrung »reifen und verwesen«, er schickt ihre unreinen Bestandteile in den Dünndarm, die reinen Bestandteile jedoch in die Milz, die die gewonnene Energie weiterverteilt. Wenn dieser Vorgang effizient funktioniert, dann sind Verdauung und Stoffwechsel vollkommen, die betreffende Person hat einen kräftigen »zupackenden« Appetit. Aus diesem Grund können manche Menschen große Nahrungsmengen verzehren, ohne dabei zuzunehmen. Umgekehrt kann eine Person mit schwachem Magen und schwacher Verdauung gleich drei Kilo zunehmen, wenn sie nur einfach auf eine Sahnetorte blickt!

Die Magenenergie ist nach unten gerichtet, wie auch das Wasser und die Nährstoffe sich natürlicherweise nach unten bewegen, damit der Verdauungsvorgang, die Aneignung und die Ausscheidung der Nahrungsbestandteile stattfinden kann. Wenn die Energie gestört ist und sich nach oben bewegt, kommt es zu Symptomen wie Rülpsen, Schluckauf, Übelkeit und Erbrechen.

ANLEITUNG ZUR SELBSTHILFE FÜR DEN MAGEN

Chinesische Ernährung

Nahrungsmittel für das Erdelement

- Getreide: Hirse
- Fleisch: Rind (aus biologischer Tierzucht)
- Frucht: Aprikose
- Gemüse: Schalotten

Die Nahrung, die wir in uns aufnehmen, ist einer der wichtigsten Faktoren für die Gesundheit und das Wohlbefinden des Magens. Aber unser Verhalten bei der Nahrungsaufnahme ist nicht weniger bedeutsam. Traditionellerweise betonen die Chinesen die Wichtigkeit regelmäßiger Mahlzeiten, was für viele Menschen heute sehr ungewohnt geworden ist. Oftmals nehmen wir eine Mahlzeit oder einen Snack zu uns, weil wir sie gerade vor uns sehen und erlauben auf diese Weise dem Körper nicht, genügend Hydrochloridsäure zu erzeugen, damit das betreffende Nahrungsmittel auch richtig aufgeschlossen wird. Ohne wirklichen Hunger kann die Nahrung, die in den Magen gelangt, nicht richtig zerlegt werden, und daraus entstehen dann irgendwann gesundheitliche Probleme.

Um zu wissen, ob der Körper diese Säure schon produziert hat und bereit ist, das Mahl zu verdauen, braucht man einfach nur auf den hungrigen Drachen im Inneren zu hören, ihn zu spüren, wenn er »füttere mich« bellt. Es ist dieses Hungergefühl vor einer Mahlzeit, wenn man nicht mehr länger warten kann, mit dem der Körper zeigt, daß die Verdauungssäfte bereit sind, die Nahrung in kleinere Teilchen zu zerlegen. Oftmals essen wir, wenn der Körper nicht wirklich bereit ist, die Nahrung auch zu verdauen. Manchmal stehen wir unter Streß oder haben uns gerade gestritten und setzen uns dann zum Essen nieder. Auch unter diesen Umständen kann der Körper die Nahrung nicht effizient verdauen.

Die Erfahrung lehrt, daß unregelmäßige Eßgewohnheiten nach und nach Magenstörungen erzeugen. Deshalb sollten Sie unbedingt die folgenden Ratschläge beachten:

Ernährungsratschläge

1. Essen Sie nicht zu viel, sonst kann der Magen die Nahrung nicht richtig verdauen.

2. Unablässiges Naschen und zu schnelles Essen gewährt dem Magen nicht genügend Zeit, die Nahrung zu verdauen.
3. Wenn Sie spät nachts noch essen, so verbraucht der Körper seine Yin-Energie (denn die Nacht ist die Yin-Zeit), und dadurch wird das Verdauungssystem belastet. Es ist verstimmt, wenn es den ganzen Prozeß wieder während der Nacht von neuem beginnen muß!
4. Unterernährung oder schlechte Ernährung aufgrund von strengen Diäten, in denen Grundnahrungsmittel fehlen, kann die Energie von Magen und Milz schwächen.
5. Im Gehen oder Stehen zu essen ist nicht empfehlenswert, da es zu einer Stockung der Magenenergie führen kann.
6. Unter Streß und Sorgen zu essen, hat keinen positiven Effekt, wie rein und ganzheitlich die Nahrung auch sein mag, und kann ebenso wie das Essen in Hast und Eile zu brennenden Schmerzen, Rülpsen und Übelkeit führen. Im Zorn zu essen, wirkt indirekt ebenfalls auf die Leber ein und kann Bauchblähungen und Schmerzen erzeugen.

Übrigens: Ein gutes Hausmittel für Verdauungsstörungen besteht darin, einen Eßlöffel Naturjoghurt (mit dem Lactobazillus acidophilus) mit einem Glas Wasser zu vermischen und zu trinken. Dies besänftigt rasch alle möglichen Reizschmerzen in der Magengegend. Kräutertees von Pfefferminze, Kamille und Ingwer können ebenfalls Verdauungsstörungen beheben.

Wenn Sie an Blähungen und Aufgedunsenheit leiden, so versuchen Sie es einmal mit Trennkost! Bei dieser Diät ißt man konzentrierte Kohlehydrate und Proteine nicht zur gleichen Zeit. Es gibt im Handel viele Bücher, die diese Diät detailliert beschreiben und auch wohlschmeckende Rezepte enthalten. Eine einfachere Möglichkeit wäre, auf die Reihenfolge der Nahrungsmittel beim Essen zu achten. Essen Sie also den eiweißreichen Teil zuerst, damit die konzentrierten Wasserstoffchlorsäuren im Magen die Nahrung wirksamer aufspalten können. Nehmen Sie dann erst die kohlehydratreichen Nahrungsmittel zu sich. Also zunächst Fleisch oder Fisch und dann erst Kohlehydrate wie Reis oder Kartoffeln. Achten Sie darauf, gut zu kauen, da der erste Schritt zur Aufspaltung der Kohlehydrate bereits im Mund stattfindet. Auf diese Weise können Sie eine schwache Verdauung erfolgreich unterstützen. Nehmen Sie nur wenig Zucker, Hefe oder Alkohol zu sich, da dies zu Gärung und Völlegefühl führen kann. Bei schwacher Verdauungskraft sollten Sie Nüsse nur in mäßigen Mengen zu sich nehmen, da sie das System belasten. Außerdem sollten Sie auch den Konsum von fettreichen Nahrungsmitteln wie Butter und Mayonaise einschränken.

Wenn Sie an Durchfall, Schluckauf und Unterleibsschmerzen leiden, versuchen Sie es einmal mit den folgenden Nahrungsmitteln:

1. Sternanis, Cayennepfeffer (in kleinen Mengen), frischer Ingwer, schwarzer und weißer Pfeffer, Nelken, Kastanien, Schinken, Knoblauch, Pistazien, Nüsse, Rindfleisch und Datteln.
2. Gelber Senf, Fenchel, Muskatnuß und Zimt können dieser Liste dann hinzugefügt werden, wenn Sie oft müde sind, frösteln oder eine blasse Gesichtsfarbe haben.

Wenn Sie an Magengeschwüren leiden:

1. Vermeiden Sie scharfe Speisen, Alkohol und Gewürze wie schwarzen Pfeffer, Chili usw., da sie zu viel Hitze im Magen erzeugen.
2. Sauerkraut und Sauerkrautsaft werden seit langem verwendet, um Geschwüre von Magen und Zwölffingerdarm zu heilen – der wirksame Bestandteil ist dabei das Vitamin U. Auch Fenchel, grüner Salat und Kartoffelsaft sind hilfreich.

Nahrungsmittel, die den Magen und das Erdelement stärken:

1. Hirse ist das Getreide für die Milz und zugleich eines der von den Menschen am längsten angebauten Getreide. Sie enthält sieben der acht essentiellen Aminosäuren, verbessert – so heißt es – ihre physische Erscheinung und erzeugt auch emotionales Gleichgewicht.
2. Süßkartoffel, Yams und Kürbisse, Wurzelgemüse und Knollen unterstützen Milz und Magen und gehören zum Spätsommer, der Erd-Phase in der chinesischen Medizin.
3. Weiße Rüben entfalten einen wundervoll süßen Geschmack, wenn sie im Ofen gebacken werden, so daß dabei Karamell entsteht. Ihre Süßigkeit entspricht dem Erdelement. Sie enthalten auch viel Vitamin A, Natrium und Kalzium.
4. Süßkartoffeln gelten als wärmend für den Magen, sie stärken die inneren Organe und unterstützen die Körperenergie. Sie enthalten eine große Menge von Kohlehydraten, von beta-Karotin (das in der Leber in Vitamin A verwandelt wird) und Natrium.

5. Gelbe Kürbisse enthalten große Mengen von lebensspendenden Mineralien und Vitaminen, unter anderem Vitamin A, Kalzium, Natrium, Magnesium und
Phosphor.
Weitere Nahrungsmittel, die das Erdelement stärken,
sind Aprikosen, Äpfel (alle Früchte sollten vorzugsweise leicht gedünstet werden), Kichererbsen, Kirschen, Gurken, Datteln, Weintrauben, Lammfleisch,
grüner Salat, Mungbohnen, Hafer, Pfirsiche, Birnen,
Pflaumen, Schweinefleisch, Kartoffeln, Himbeeren,
Reis, Spinat, Erdbeeren und Walnüsse.

Heilsame Kräuter und Gewürze

1. Ingwertee ist ein hervorragendes Mittel zur Stärkung
der Verdauung und der Linderung von Übelkeit. Kochen Sie getrocknete Ingwerwurzel zwanzig Minuten
lang und trinken Sie eine Tasse davon. Wenn Sie dies
dreißig Minuten vor jeder Mahlzeit tun, so wird Ihre
Verdauung im Laufe der Zeit stärker werden.
2. Wenn Sie Hitze oder Entzündung im Magen verspüren, so kann Pfefferminztee zur Linderung der betroffenen Zone beitragen und die Verdauung erleichtern.
3. Bei Verdauungsstörungen und Gasstauungen im Verdauungstrakt ist auch Fencheltee anzuraten.
4 Durch Süßholz können Sie die Heilung der Magen-
schleimhäute fördern. Mit zwei verschiedenen Süß-
holzpräparaten ist es möglich, die Größe eines
Magengeschwürs um siebzig bis neunzig Prozent innerhalb eines Monats zu reduzieren.
5. Auch bittere Kräuter, die man in gut bestückten Gesundheitsläden kaufen kann, sind manchmal verdau-
ungsfördernd.

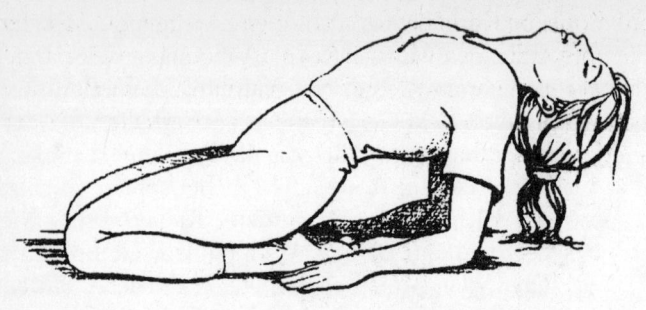

Abb. 5: Magen-Milz-Dehnung

Körperübungen

Da zuviel Arbeit und häufiges Sitzen die Meridiane von Magen und Milz schwächen, sollten Sie das Erdelement durch irgendeine Art der Bewegung unterstützen. Wenn Ihre Muskeln jedoch schwach sind, werden Sie wahrscheinlich keine Energic haben, um viel zu üben. Beginnen Sie deshalb nur allmählich, indem Sie sich jeden Tag fünfzehn bis zwanzig Minuten lang sanft bewegen. Für den Anfang ist es gut, in frischer Luft spazieren zu gehen und tief zu atmen. Wenn Ihre Muskeln dann stärker werden, können Sie sowohl die Dauer wie auch die Intensität der Bewegung steigern, sollten sich aber niemals überanstrengen.

Die Dehnübung für die Meridiane von Milz und Magen beginnt wie folgt: Legen Sie im Knien die Hände auf den Boden. Halten Sie die Wirbelsäule gestreckt, atmen Sie langsam ein und verlagern Sie das Gewicht auf die Hände. Atmen Sie aus, drücken Sie die Hüften nach oben, lassen Sie gleichzeitig Ihren Kopf nach hinten absinken und versuchen Sie, sich in dieser Position zu entspannen. Richten Sie Ihre Aufmerksamkeit auf die Dehnung, die über die Vorderseite Ihrer Schenkel und Ihres Rumpfes läuft. Es kann viele Wochen oder Monate dauern, bis Ihnen dies gelingt. Arbeiten Sie immer in Ihrem eigenen Zeitmaß und achten Sie darauf, daß Sie sich vor den Dehnübungen aufwärmen. Besuchen Sie, wenn möglich, einen Yogakurs, dort erhalten Sie persönliche Anleitung.

Heilende Berührung

Reflexologie

Massieren Sie die Reflexpunkte für den Magen, die hauptsächlich auf der inneren Seite des linken Fußes liegen. Aber auch die entsprechende Zone auf dem rechten Fuß kann massiert werden.

**Abb. 6: Reflexpunkte für den Magen
(dunkel hervorgehoben)**

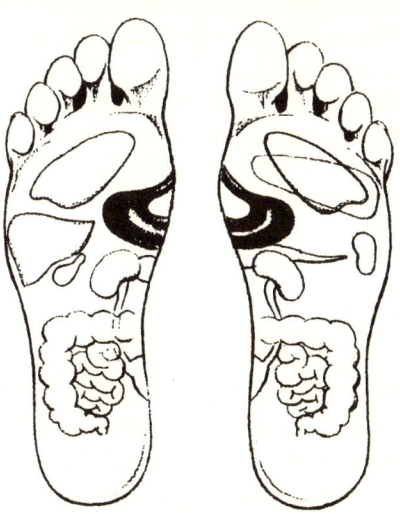

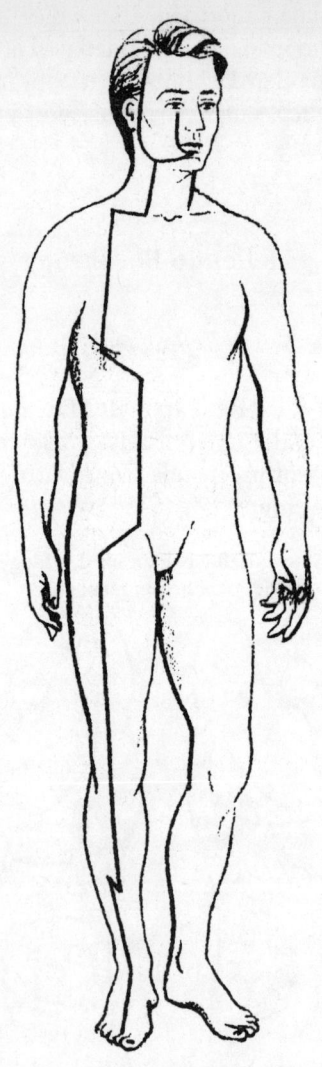

Abb. 7: Der Magenmeridian

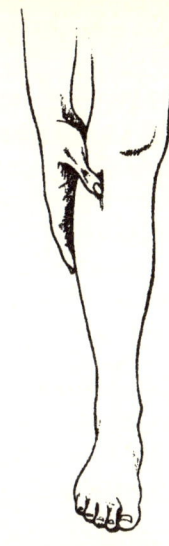

Abb. 8: Magen 36 (Akupunkturpunkt)

Akupressur

Der Magenmeridian beginnt genau unterhalb des Auges, verläuft über den Kieferknochen bis zum Schlüsselbein hinunter, wandert dann im Inneren des Körpers weiter und trifft dort auf den Magen. Beim Schambein kommt er wieder an die Oberfläche zurück und wandert an der Vorderseite des Fußes bis zum Zehennagel der zweiten Zehe (neben der großen Zehe) nach unten.

Der wichtigste Tonisierungspunkt auf diesem Meridian (s. Abb. 7 und 8) liegt etwa fünf Zentimeter unter der äußeren Hälfte der Kniekappe, unmittelbar außerhalb des Schienbeins. Dieser starke Punkt hilft, Müdigkeit zu überwinden und den ganzen Körper zu unterstützen. Auch bei Verdauungsstörungen aller Art und zur Stärkung des ganzen Verdauungssystems ist er günstig. Wenn er gemeinsam mit den wichtigsten Punkt des Partnerorganes, Milz 6, behandelt wird, ist die Wirkung noch stärker. Visualisieren Sie ein sonnenfarbenes, strahlendes Goldgelb an diesem Punkt und in seiner Umgebung, wenn Sie ihn behandeln, und äußern Sie den Klang für die Milz: HU.

Sehr gut können Sie diesen Punkt auch mit *moxa* behandeln (siehe Teil I, Moxibustion). Auf diese Weise können Sie eine schwache Verdauung stärken und ihr Energieniveau verbessern.

Ätherische Öle

Kümmel

Fördert den Kreislauf im Verdauungssystem und besitzt eine beruhigende Wirkung auf den Magen. Empfehlenswert bei schwacher Verdauung, Schmerzen, Aufstoßen und Völlegefühl. Intensitätsfaktor: Stark

Kardamom

Hilft bei Verdauungsstörungen, die durch nervliche Belastung und Sorgen entstanden sind. Beruhigt Übelkeit und heilt Koliken, Schluckauf, Verdauungsstörungen, Appetitlosigkeit, Gasstauungen im Darmtrakt und Völlegefühl im Unterleib. Gleichzeitig wirkt es auch sanft tonisierend auf das Gehirn. Intensitätsfaktor: Stark

Koriander

Wirkt wärmend und austrocknend und stärkt dadurch den Energiekreislauf in Magen und unterem Verdauungstrakt. Zur Stärkung von schwachen Personen, die unter Erschöpfung leiden, nützlich für nervöse Depression, die auf übertriebener Sorge beruht. Intensitätsfaktor: Stark

Fenchel

Appetitregulierend. Fencheltee wie auch Fenchelöl, das auf den Bauch massiert wird, tonisiert Magen und Darm und kann Koliken, Verdauungsstörungen, Übelkeit, Schluckauf und Gasstauungen heilen. Intensitätsfaktor: Stark

Ingwer

Das Mittel für schmerzhafte Verdauung, Aufgedunsenheit des Unterleibes, Appetitlosigkeit, (morgendliche) Übelkeit und Katerzustände. Auf der emotionalen Ebene wirkt Ingwer positiv auf Erd-Persönlichkeiten, die zu sehr von anderen abhängen und von Selbstzweifeln überwältigt sind. Intensitätsfaktor: Mittel

Pfefferminze

Für akute Symptome wie Bauchschmerzen, Verdauungsstörungen, Übelkeit mit Erbrechen, Durchfall. Sie können eine sehr schwache Lösung von Pfefferminzöl auf die Magengegend auftragen – weniger als 1 %, das heißt also maximal ein Tropfen auf 30 ml des Basisöls. Auch Pfefferminztee ist hilfreich. Das gilt im übrigen auch für Blähungen, Nahrungsmittelvergiftungen und Reiseübelkeit (für Notfälle können Sie Pfefferminztabletten in Ihrem Auto aufbewahren!) Pfefferminze entspannt und beruhigt die Magenmuskeln und wirkt auch mental stimulierend. Intensitätsfaktor: Stark

Emotionen

Es kann viele Stunden dauern, bis die Nahrung verarbeitet ist, und dementsprechend können auch unsere Gefühle Gärung, Übelkeit und Spannung verursachen. Ein starrer Magen kann einen Widerstand anzeigen, bestimmte Dinge oder Angelegenheiten durchzulassen, zu verdauen und schließlich zu entlassen. Das klassische Beispiel dafür ist bekannt: Wenn irgendein Ereignis Sie beunruhigt, so verspannt sich der Magen, und man fühlt Übelkeit bis zum Erbrechen. Wenn man sich nie mit diesen Sorgen und »Unruheherden« auseinandersetzt, sondern sie im Inneren »weiternagen« läßt, so können sie sich auf der physischen Ebene in einem Magengeschwür äußern.

Ein einfaches, billiges und höchst wirksames Präventivmittel dagegen ist Gelächter: Forscher haben entdeckt, daß Menschen, die oft lachen, eine geringere Neigung zu Magengeschwüren und anderen Verdauungsstörungen haben. Lachen hat die Kraft, das Gemüt zu stabilisieren, Körperfunktionen zu verbessern und Gewebeheilung zu fördern.

Es gibt so viele Gefühlsnuancen, die mit Essen verbunden sind, und die Werbeleute wissen das ganz genau. Sie setzen diesen Faktor voll und ganz zu ihrem Vorteil ein und verleiten uns dazu, Nahrungsmittel zu verzehren, die zwar unseren Gaumen kitzeln, aber nichts zu unserer langfristigen Gesundheit und Vitalität beitragen. Es ist gar nicht so leicht, für uns selbst zu sorgen und uns die notwendige Zeit zu nehmen, um unser Essen wirklich günstig zu gestalten! Einerseits soll es uns nähren, andererseits aber auch zu unserem Genuß beitragen! Aber so wichtig sollten wir uns doch sein!

Störungen unserer emotionalen Ernährung sind oftmals mit Eßstörungen verbunden. Die Nahrung steht für Mutter, geliebte Personen, Zuneigung, Sicherheit, Überleben und Belohnung. Oft ersetzen wir unser Bedürfnis, ja unser Verlangen nach diesen Dingen durch Essen, um unsere innere Leere zu füllen. Nahrung wird oftmals als Ersatz für Zuneigung und Liebe verwendet, vor allem in Zeiten besonderer Belastung. Übermäßige Mengen von Süßigkeiten (und der Geschmack des Erdelementes ist ja süß) zu essen heißt, daß wir uns selbst das Süße oder die Belohnung geben, die uns sonst niemand zu geben scheint. Umgekehrt drücken Hungerdiäten einen Gemütszustand aus, in dem wir keinen Wert darauf legen, uns zu ernähren oder für uns selbst zu sorgen.

Der Weg, um diese Abhängigkeitsmuster zu durchbrechen, besteht darin, daß wir uns das Problem überhaupt erst bewußt machen. Dann sollten wir uns entscheiden, darüber mit einem Freund oder Berater zu sprechen, anstatt es in unserem Inneren einzuschließen. Versuchen Sie auch irgendeine Art konstruktiver Tätigkeit auszuüben, durch die Sie dann die Gewohnheit des übermäßigen oder mangelhaften Essens ersetzen. Prüfen Sie, wie es mit Ihrem Selbstwert steht und wie Sie Ihr Selbstvertrauen verbessern können.

Bachblüten

Chicory (Wegwarte)

Das Heilmittel für Personen, die unablässig bemuttern wollen und sich Sorgen machen. Diese Liebe kann sich manchmal in possessives und forderndes Verhalten verwandeln.

Chicory (Zichorie) hilft Ihnen, das Geschenk der bedingungslosen Liebe zu entwickeln.

White Chestnut (Weiße Kastanie)

Für Zeiten, in denen Ihr Bewußtsein sich einfach nicht abschalten läßt, und Ihre Gedanken sich andauernd im Kreis drehen. Dieses Heilmittel kann Ihnen dazu verhelfen, Ihre Probleme objektiv anzugehen und über Ihre Gefühle zu sprechen, um dann über die angemessene Handlungsweise zu entscheiden, die das Problem lösen kann.

Affirmationen

- Mein Magen verdaut Nahrung ruhig und wirkungsvoll.
- Ich weiß, daß es wichtig ist, meinen Körper auf allen Ebenen zu ernähren, und daß ich dieser Ernährung würdig bin.
- Ich vertraue darauf, daß mein Magen die Nahrung aufzuspalten vermag, die ich mit Liebe esse.
- Ich bin zentriert und empfinde Zufriedenheit über mein Leben.

Im Kapitel über die Milz finden Sie Affirmationen, die in Verbindung mit dem oben genannten eingesetzt werden können.

Meditation für das Erdelement

Machen Sie sich zunächst mit dem Verlauf der jeweiligen Meridiane, in diesem Falle des Magens und der Milz vertraut, bevor Sie mit der folgenden Meditation beginnen. Alle Meridiane sind beidseitig, verlaufen also auf beiden Seiten des Körpers; konzentrieren Sie sich trotzdem bei dieser Meditation auf die Meridianpunkte nur einer Körperseite. Wenn Sie die Meditation auf Band aufnehmen, so sollten Sie deutlich und langsam in sanftem Ton und mit sanfter Stimme lesen.

Wählen Sie einen ruhigen Platz, entspannen, entkrampfen Sie sich. Schließen Sie Ihre Augen. Richten Sie Ihre Aufmerksamkeit auf die Atmung, und wenn sie allmählich tiefer wird, können Sie alle Gedanken loslassen, die Ihnen durch den Kopf gehen – wie Wolken im Himmel. Praktizieren Sie einige Minuten lang die Atemübung aus dem Kapitel über die Lunge.

Erdmeditation

Stellen Sie sich vor: An einem warmen, milden Spätsommertag liegen Sie zwischen Obstbäumen in einem Garten. Die Bäume sind mit reifenden Früchten schwer beladen: Goldene saftige Birnen, rosige Äpfel und süße, schmackhafte Pflaumen. Sie blicken auf all das, was die Natur Ihnen in dieser überquellenden Jahreszeit anbietet und empfinden ein Gefühl der Dankbarkeit für die reichen Geschenke, die Ihnen diese Ernte bringt. Fühlen und empfinden Sie die Wärme der Erde, die Sie ernährt und erhält.

Stellen Sie sich vor, daß bei jedem Ausatmen eine Wurzel von der Basis Ihrer Wirbelsäule emporwächst, und vom Ende Ihrer Zehen entspringen kleinere Wurzeln, die tief ins Zentrum der Erde vordringen. Fühlen Sie, wie Ihr Körper beim Einatmen Energie aus der Mutter Erde in sich aufnimmt. Visualisieren Sie diese Energie als goldene Flüssigkeit und beobachten Sie, wie sie Ihren gesamten Körper bis zum Scheitel erfüllt.

Fokusieren Sie diese Energie nun unmittelbar unter Ihrem linken Auge, dem Beginn des Magenmeridians. Fühlen Sie, wie er über die Vorderseite Ihres Körpers nach unten bis zur Außenseite des Beines fließt, bis er Magen 36 erreicht, der genau unterhalb des Knies liegt. Halten und intensivieren Sie das *chi* an diesem Punkt, indem Sie goldenes Licht visualisieren, das diese überaus wichtige Stelle durchdringt und mit Kraft auflädt und auf diese Weise das *chi*-Niveau in Ihrem Körper steigert. Wenn Sie der Meinung sind, daß Sie diesen Punkt genügend aufgeladen haben, spüren Sie der Energie nach, die von dort aus an Ihrem Bein nach unten wandert und am zweiten Zeh endet. Konzentrieren Sie sich nun auf die Außenseite der großen Zehe, genau unter dem Nagel, wo der Milzmeridian beginnt. Schicken Sie das *chi* an Ihrem Fuß entlang, bis es Milz 6 erreicht, einen Punkt auf der Innenseite Ihres Beines, und lassen Sie es auf der Vorderseite Ihres Körpers bis zur Achselhöhle emporwandern, bis es auf der Rückseite des Körpers wieder zur Milz hinabfließt. Baden Sie dieses Organ in goldenem Licht. Magen und Milz nehmen dieses heilsame Licht nun in sich auf. Denn es stärkt und intensiviert die Fähigkeit dieser beiden Organe, Mutter Erdes Gaben zu empfangen und in Lebensenergie umzuwandeln.

Wellen von goldener Energie spülen Ihren ganzen Körper und erfüllen Bewußtsein, Körper und Geist mit einem tiefen Gefühl von Zufriedenheit. Danken Sie Mutter Erde. Spüren Sie, wie Ihre Energie stärker wird, und bewegen Sie dann langsam Ihre Finger und Zehen – in dem Bewußtsein, daß Sie mit frischer Energie gefüllt und geerdet sind. Öffnen Sie die Augen, wenn Sie so weit sind, und dehnen Sie Ihren Körper.

Die Milz

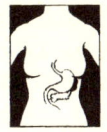

Die Milz ist etwa halb so groß wie eine Hand und besteht aus weichem Gewebe. Sie liegt unter dem linken Teil des Brustkorbes, genau unter dem Magen. Sie ist das größte Organ des Lymphsystems.

Die westliche Funktion

Die Hauptfunktion der Milz ist es, Blut zu filtern, zu speichern und zu reinigen. Sie zerstört und eliminiert alle verbrauchten roten Blutkörperchen. Das zurückbleibende Eisen wird für die Produktion von neuem Hämoglobin und Galle verwendet, und beides wird dann der Leber zugeführt. Die Milz speichert Blut für Notfälle, und dies verleiht ihr eine saftige, rotviolette Farbe. Sie spielt eine entscheidende Rolle bei der Unterstützung des Immunsystems, indem sie Antikörperchen erzeugt, die giftige Bakterien und Eindringlinge von außen neutralisieren und entfernen.

Die Bauchspeicheldrüse liegt hinter dem Magen und ist vermittels eines Schlauches mit dem Dünndarm verbunden. Sie gehört zum Hormonsystem und ist etwa fünfzehn Zentimeter lang. Sie gibt Enzyme ab, welche die Aufspaltung der Nahrungsmittel im Dünndarm unterstützen, und spielt außerdem auch eine Rolle bei der Balance des Blutzuckerspiegels im Körper. Die Flüssigkeit der Bauchspeicheldrüse ist die einzige im gesamten Verdauungssystem, die alle drei Nahrungsbestandteile, nämlich Eiweiß, Fette und Kohlenhydrate verdaut. Sie erzeugt zwei Hormone, Insulin und Glucagon. Glucagon verwandelt Glycogen, das in der Leber gespeichert wird, in Glucose (Zucker). Auf diese Weise steigt der Blutzuckerspiegel und liefert eine unmittelbare Energiequelle für den Körper. Im umgekehrten Prozeß senkt das Insulin den Blutzuckerspiegel, indem es überschüssige Glucose in Glycogen umwandelt, das dann in der Leber gespeichert wird, oder auch in Fett, das an anderen Stellen des Körpers angesetzt wird.

Die traditionelle chinesische Deutung

- Element: Erde
- Partnerorgan: Magen
- Klima: Feucht
- Jahreszeit: Spätsommer
- Farbe: Gelb
- Tageszeit: Neun bis elf Uhr vormittags
- Körpergewebe: Muskeln und Fleisch
- Klang der Stimme: Singend
- Sinnesorgan: Mund
- Reflektor: Lippen
- Geschmack: Süß
- Emotion: Mitgefühl/Sorge

Symptome des Ungleichgewichts

Emotional

Das Gefühl, nicht geerdet zu sein. Unsicherheit und Instabilität. Sorge und Obsessionen. Ruheloser Schlaf. Bedürftiges und egoistisches Verhalten. Verwirrung und Undeutlichkeit. Immer wiederkehrende negative Gedanken. Ein schwaches Konzentrationsvermögen. Zerstreute Gefühle. Überprotektives Verhalten anderen gegenüber. Verhaltensfixierungen.

Physisch

Geschwollener Bauch, Völlegefühl und Wasseransammlungen. Prolapsus und Erschlaffung des Körpers. Müdigkeit des Körpers. Schwere und schmerzende Glieder. Schwache Koordination und Sprachschwierigkeiten. Geschwollene, kalte Knie und Schenkel. Loser Stuhlgang und Durchfall. Gelbliche Hautfarbe in Gesicht und dem übrigen Körper. Ansammlungen von feuchter Wärme und Schleim. Probleme mit Urin und Vaginalausscheidungen. Schwaches Gedächtnis. Zu starker oder zu schwacher Appetit. Ernährungsproblematik. Abneigung gegen Feuchtigkeit.

In der chinesischen Medizin ist die Bauchspeicheldrüse eng mit der Milz verbunden. Der betreffende Meridian wird oftmals Milz-Bauchspeicheldrüsen-Meridian genannt. Die wichtigste Rolle der Milz besteht der traditionellen chinesischen Medizin zufolge darin, Nahrung zu transformieren, Nahrungsstoffe aufzunehmen, den brauchbaren Teil von den unbrauchbaren Teilen der Nahrung zu trennen und dann das im ersteren enthaltene *chi* dem Körper zugänglich zu machen. Die transformierten Nahrungsessenzen schaffen die Grundlage für die Bildung der Körperenergie in

Form von *chi* und Blut. Letzteres wird dann in der Lunge wiederum mit dem *chi* aus der Luft aus dem Atemprozeß vereinigt, so daß die beiden Energien verschmelzen und jene einheitliche Energie bilden, die im ganzen Körper verteilt wird.

Der Zustand der Milz ist mit der wichtigste Bestimmungsfaktor für das Reservoir an physischer Energie, über das eine Person verfügt; wenn dieses Organ geschwächt ist, tritt meistens Müdigkeit auf. Der Grund dafür: Die Milz ist die Quelle des Lebens für alle anderen Organe. Ihre Aufgabe ist es, Energie zu verteilen und zu transportieren. Wenn sie nicht gut funktioniert, erhält der Organismus weder auf der physischen noch auf der emotionalen und spirituellen Ebene genügend Energie. Die Milz gilt auch als »Wurzel des nachhimmlischen *chi*«: Dies bedeutet, daß sie die Hauptquelle all jener Energie ist, die nach der Geburt vom Körper erzeugt wird. Wie wir später noch sehen werden, sind die Nieren das Organ, das für das »vorhimmlische *chi*« verantwortlich ist.

Die Milz transformiert Nahrungsessenzen im Blut und »regiert« das Blut, das im ganzen Körper zirkuliert. Sie sorgt dafür, daß der Körper ernährt wird und daß das Blut sicher in den Blutgefäßen wandert. Ferner heißt es, daß die Milzenergie den Körper aufrechterhält und auf diese Weise auch Organe an ihrem Ort hält. Wenn sie also nicht in Harmonie ist, so können Krankheitszustände wie Prolapsus im Inneren des Körpers, verschiedene Arten von Blutungen einschließlich Hämorrhoiden, chronischen Durchfalls und Müdigkeit entstehen.

ANLEITUNG ZUR SELBSTHILFE FÜR DIE MILZ

Chinesische Ernährungslehre

Nahrungsmittel für das Erdelement

- Getreide: Hirse
- Fleisch: Rind (aus biologischer Tierzucht)
- Obst: Aprikose
- Gemüse: Schalotten

Der Geschmack, der diesem Element zugeordnet ist, ist süß. Wenn eine Person also ein suchtartiges Verlangen nach Süßigkeiten entwickelt oder sie auffallend heftig ablehnt, so kann dies ein Hinweis auf das Erdelement sein. Viele Leute im Westen sind verrückt nach Süßigkeiten, aber der übermäßige Konsum eines Nahrungsmittels, der zum Ausschluß von anderen führt, ist unvernünftig, da wir für unsere Gesundheit und unser Wohlbefinden eine reiche Vielfalt von Nahrungsmitteln benötigen.

Das Thema von Nahrungsallergien ist selbst schon sehr umfassend und wird in der chinesischen Medizin als Symptom von schlechter Verdauung betrachtet. Deshalb ist es wichtig, den allgemeinen Gesundheitszustand des Körpers aufzubauen und die Milz zu stärken.

Gegenwärtig ist im Westen Rohkost sehr populär, aber im Osten wird sie nicht als besonders günstig betrachtet. Bei Personen mit kalter oder schwacher Konstitution kann Rohkost die Symptome verschlimmern (siehe »Die inneren und äußeren Ursachen von Krankheit«). Ein wenig Rohkost im Speisezettel liefert eine Menge von essentiellen Vitaminen,

Mineralien und lebenswichtigen Enzymen, aber auf lange Sicht können diese Nahrungsmittel, wenn sie im Übermaß und bis zum Ausschluß anderer Speisen verwendet werden, das »Verdauungsfeuer« löschen. Dies ist der asiatische Ausdruck für die Verdauung. Zu viel kalte und ungekochte Nahrung läßt die Milz schwammig werden und löscht das Feuer, und dies führt zu schwacher Verdauung.

Die meisten Dinge sind wunderbar, wenn man sie in Maßen verwendet: Wenn Sie also Säfte und Früchte genießen, so sollten Sie darauf achten, daß Sie auch wärmende Speisen und Gewürze in Ihre Mahlzeit aufnehmen, damit Balance entsteht. Wir alle sind individuell verschieden, und deshalb müssen wir herausfinden, was für uns persönlich Gleichgewicht und Harmonie schafft. Achten Sie darauf, Ihren Speisezettel an Jahreszeit, Klima und die natürlichen Produkte der jeweiligen Gegend anzupassen und bewahren Sie sich dabei ein offenes Bewußtsein.

Ernährungsratschläge

1. Reduzieren Sie in den Herbst- und Wintermonaten Ihren Verbrauch von rohen Nahrungsmitteln und Säften.

2. Da die Milz Trockenheit liebt, sind trockene Nahrungsmittel günstig, ferner auch wärmende Gewürze wie Zimt, Muskatnuß, Ingwer und Kardamom, sowie Ginseng, dem eine besonders heilsame Wirkung auf die Milz zugeschrieben wird.

3. Hirse ist ein alkalisches, glutenfreies Getreide, das im Körper keinen Schleim erzeugt. Wenn man sie jedoch nicht richtig zubereitet, so kann sie sehr schwerverdaulich sein. Man sollte sie über Nacht einwei-

chen, mehrere Male spülen und dann zehn Minuten lang kochen. Dann wird sie leicht und locker.

4. Süßkartoffeln, Yams und Kürbisse, Wurzelgemüse wie Pastinaken, Karotten und weiße Rüben unterstützen die Milz und gehören auch zum Spätsommer, der Jahreszeit für das Erdelement.

5. Um Feuchtigkeit aus dem Körper zu vertreiben, sind die folgenden Nahrungsmittel geeignet: Adukibohnen, Alfalfa, Gerste, schwarzer Pfeffer, Cayennpfeffer, Sellerie, Hähnchen, Mais, Dill, Fenchel, Knoblauch, Meerrettich, Nieren, Nierenbohnen, Zitrone, Hummer, Makrele, Majoran, Pilze, Senf, Senfblätter, Muskatnuß, Zwiebel, Petersilie, Pistazien, Kürbis, Sardinen und Walnüsse.

6. Stärkend für das Erdelement wirken: Äpfel, Aprikosen, Kirschen, Datteln, Trauben, Pfirsiche, Birnen, Pflaumen, Himbeeren, Erdbeeren (all diese Obstsorten sollte man leicht gedämpft genießen), ferner Kastanien, Kichererbsen, Zucchini, Gurken, Lamm, grüner Salat, Mungbohnen, Hafer, Erbsen, Schweinefleisch, Kartoffeln, Reis, Spinat und grüne Bohnen.

7. Schwarze Datteln helfen das *chi* zu regenerieren und Müdigkeit zu entfernen.

8. Wenn Sie unter Wasseransammlungen im Körper leiden, so sollten Sie Adukibohnen, Alfalfa, Saubohnen, Sellerie, Muscheln, Salat, Petersilie und Meeresgemüse in Ihren Speiseplan aufnehmen.

9. Wenn Sie grünen Salat essen, so sollten Sie dazu auch warme Speisen zu sich nehmen oder eine Salatsauce mit Ingwer zubereiten, um die Milz trocken zu halten.

10. Nahrungsmittel, die den Blutzucker senken und die Bauchspeicheldrüse unterstützen, sind: Rosenkohl, Buchweizen, Gurken, Knoblauch, grüne Bohnen,

Hafer, Zwiebeln, Sojabohnen und andere Hülsenfrüchte beziehungsweise Keimlinge.

11. Personen mit schwacher Milz sollten darauf achten, daß sie genügend qualitativ gutes Eiweiß zu sich nehmen, da dies den Stoffwechsel anregt. Wenn die Verdauung jedoch sehr schwach ist, so ist – zumindest am Anfang – Trennkost empfehlenswert.

Da die Milz eine wichtige Rolle für das Blut spielt, sollten Sie darauf achten, daß Ihr Speiseplan eine Fülle von hochwertigen, blutbildenden Nahrungsmitteln enthält:

1. Lychees sind kleine Beeren, die von den Chinesen für die Blutbildung und Unterstützung der Milz verwendet werden.
2. Die Qualität des Blutes kann durch Nahrungsmittel verbessert werden, die viel Chlorophyll enthalten. Dies ist die grüne Substanz in grünem Blattgemüse.
3. Auch Rote Bete sind hilfreich für die Blutbildung.
4. Blutstärkend sind ferner Aprikosen, Nierenbohnen, Adukibohnen, blaugrüne Algen und Spirolina, rote Algen, Brennessel, Petersilie, Brunnenkresse, Eier, Feigen und Fisch wie etwa Sardinen.
5. Die blutbildende Funktion von Fleischgerichten ist altbekannt. Die traditionelle chinesische Medizin lehrt, daß man genau das Organ essen sollte, das im eigenen Körper schwach ist. Wenn also Ihre Leber Unterstützung braucht, so sollten Sie Leber essen. Die Nieren können Sie durch Nierenenergie stärken usw. Wenn Sie dieses Prinzip anwenden, sollten Sie unbedingt darauf achten, vor allem bei Innereien und möglichst auch bei anderen Fleischteilen, daß die Produkte aus biologischer Tierzucht stammen.

Nicht empfehlenswerte Speisen, die das Blut schwächen, sind:

1. Fettreiche, raffinierte künstliche Nahrungsmittel und Süßigkeiten, außerdem sollte man auch rohe Früchte und Gemüse, Molkereiprodukte und Zucker vermeiden oder in Maßen verzehren, da sie Feuchtigkeit in der Milz verursachen.
2. Geröstete Nüsse, Weizen, Hefe, Bier und Kaffee sind Speisen, die nicht besonders günstig für die Milz sind.
3. Vermeiden Sie auch übermäßigen Konsum von kalten Getränken und konzentrierten Fruchtsäften, vor allem von Tomaten oder Zitrusfrüchten.

Heilsame Kräuter und Gewürze

1. Am wichtigsten ist Ingwer, wenn Sie die Milz stärken wollen. Sie können ihn in heißen Tees oder beim Kochen verwenden.
2. Auch Ginseng wird als tonisierendes Mittel für die Milz empfohlen.
3. Sowohl Petersilie wie auch Sellerietee sind hervorragende Getränke, mit denen Sie eine feuchte Milz trocknen können, denn sie wirken Wasseransammlungen entgegen.

Körperübungen

Siehe Kapitel über den Magen, S. 94.

Heilende Berührung

Reflexologie

Die Reflexpunkte für Milz und Bauchspeicheldrüse liegen hauptsächlich auf dem linken Fuß.

Akupressur

Die alten Chinesen behandelten Milz und Bauchspeicheldrüse als ein Organ, da sie mit ein und demselben Meridian in Verbindung stehen. Dieser hat die Aufgabe, Nahrung zu bewegen und zu transformieren und die daraus gewonnene Energie dann in die verschiedenen Körpergegenden zu lenken und zu verteilen.

Abb. 9: Reflexpunkte für Milz und Bauchspeicheldrüse (dunkel hervorgehoben)

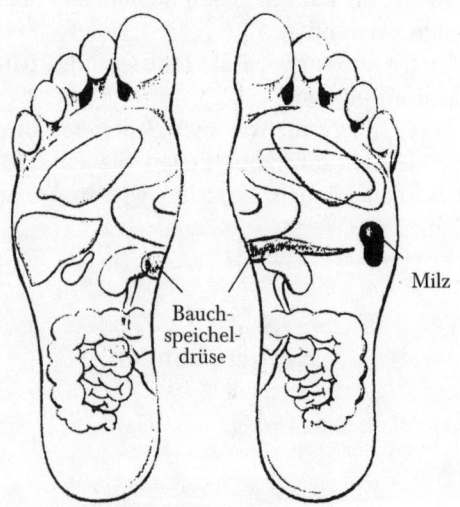

Milz

Bauch-
speichel-
drüse

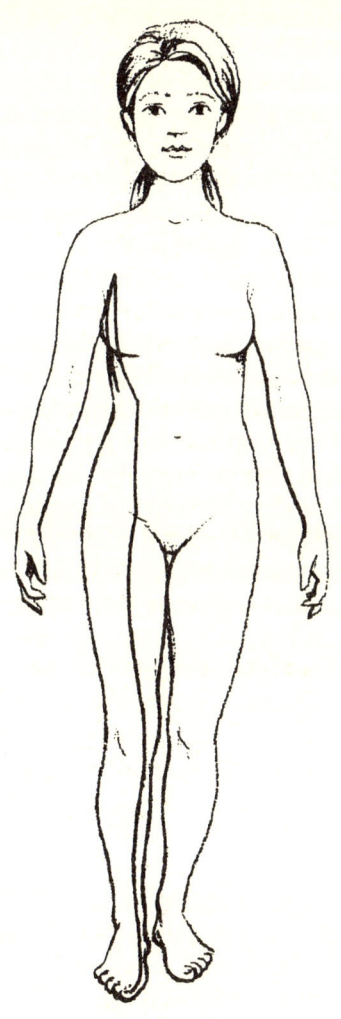

Abb. 10: Der Milzmeridian

Der Milzmeridian, (s. Abb. 10) umfaßt einundzwanzig Punkte und beginnt auf der Außenseite des Zehennagels der großen Zehe, wandert dann über die Innenseite des Fußes und des Unterschenkels, ferner dann über die Vorderseite des Oberschenkels nach oben und tritt dort in den Bauch ein. Dort verläuft er durch Milz und Magen, durchquert das Zwerchfell und endet auf der Mitte der Zunge.

Milz 6 (s. Abb. 11)

Dies ist der wichtigste von allen Milzpunkten und wird vor allem bei Schwächezuständen dieses Organs behandelt, die zu Appetitlosigkeit, lockerem Stuhlgang und Müdigkeit führen. Er kann aber auch die Wehentätigkeit auslösen und *darf deshalb nicht bei schwangeren Frauen behandelt werden.*

Dieser Punkt reagiert meistens sehr empfindlich auf die Berührung und ist deshalb leicht zu lokalisieren. Er liegt drei Finger breit über dem Fußknöchel unmittelbar hinter der Erhebung des Schienbeins. Massieren Sie diesen Punkt sanft oder drücken Sie ihn ungefähr eine Minute lang. Ätherische Öle können die Wirkung dieser Behandlung intensivieren.

Die wohltuenden Wirkungen, die von diesem Punkt ausgehen, sind:

1. Feuchtigkeit im Körper wird abgeführt, und damit verbundene Symptome wie Vaginalausfluß und Jucken, Schleim im Stuhlgang und wolkige Trübung des Urins werden dadurch geheilt.
2. Er hat einen starken Einfluß auf das Blut und kann es ernähren.
3. Er ist schmerzstillend, vor allem bei gynäkologischen Symptomen, da er auf Uterus und Menstruation einwirkt. Schwere, schmerzhafte Menstruationen mit Klümpchen aus geronnenem Blut, aber auch

zu schwache Menstruationen können dadurch ins Gleichgewicht gebracht werden.

4. Da Milz 6 auch der Kreuzungspunkt von Milz, Leber und Nieren ist, kann er auch den gleichmäßigen Fluß der Leberenergie fördern und die Nierenfunktion unterstützen.

5. Er beruhigt das Bewußtsein und hilft bei Zuständen der Entscheidungslosigkeit, des zirkulären Denkens oder eines flatterhaften Geisteszustandes.

Milz 9 (s. Abb. 11)

Dieser Punkt liegt unter dem Knie auf der Innenseite des Fußes, genau unter dem oberen Ende des Schienbeins. Er reagiert oftmals empfindlich auf die Berührung. Bei Wasseransammlungen in den Beinen und dem Bauch kann er Abhilfe schaffen, da er überschüssige Feuchtigkeit im Körper eliminiert. Auch bei Durchfall oder lockerem Stuhlgang, bei vaginalem Ausfluß und Urinstörungen kann er behandelt werden.

Abb. 11: Die Punkte für Milz 6 (unten) und Milz 9 (oben)

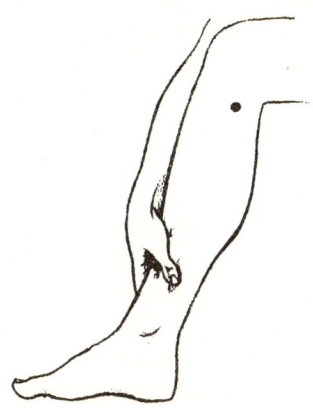

Bürstenmassage

Die Behandlung der Haut mit der Bürste ist eine wunderbare Methode, um den Körper zu entgiften, da die sanfte Reibung das Lymphsystem stimuliert. Wenn man diese Massage täglich einige Monate lang durchführt, wird der Körper auch straffer. Diese Behandlung wird auf trockener Haut etwa drei Minuten vor einem Vollbad oder einem Duschbad durchgeführt.

1. Bürsten Sie die Sohlen und die Oberseite der Füße mit einer langstieligen Bürste mit Naturborsten. Bürsten Sie mit langen, schwungvollen Zügen auf den Beinen nach oben und konzentrieren Sie sich besonders auf Schenkel und Gesäß.

2. Strecken Sie einen Arm nach oben, so daß die Schwerkraft die Lymphflüssigkeit zur Achselhöhle zieht und bürsten Sie den ganzen Arm von oben nach unten bis zur Achselhöhle.

3. Dann der Rumpf: Bürsten Sie zum Herzen hin, und wenn Sie unten am Bauch beginnen, so bürsten Sie auf der rechten Seite des Bauches genau innerhalb des Hüftknochens nach oben, folgen Sie dem Querdarm unter den Rippen nach links und bürsten Sie auf der linken Seite nach unten und dann sanft über die Hüften, um den Kreis zu schließen. Auf diese Weise folgen Sie der natürlichen Richtung des Dickdarms. Wiederholen Sie diesen Verlauf.

4. Wenn Sie an der Brustgegend arbeiten, so bürsten Sie immer in Richtung auf die Achselhöhle – und behandeln Sie sensitive Zonen sanft und vorsichtig!

Ihre Haut wird kräftiger werden, und nach einigen Wochen werden Sie beim Bürsten auch kräftigeren Druck ausüben können. Visualisieren Sie bei diesem Vorgang, daß Ihr Körper gereinigt wird, daß all die Giftstoffe in seinem Innern in das Lymphsystem geleitet werden, um dann durch den Dickdarm aus dem Körper eliminiert zu werden. Am Anfang der Bürstenbehandlung kann der Stuhlgang große Mengen von Schleim enthalten. Dies ist ein gutes Zeichen: Der Körper beginnt, alte Stoffe auszuscheiden. Allerdings entwickelt der Körper im Laufe der Zeit einen »homöostatischen Widerstand« gegen die Bürstenmassage, anders ausgedrückt: Der Körper gewöhnt sich ganz einfach daran und reagiert nicht mehr spezifisch darauf. Um dies zu verhindern, sollte man die Bürstenmassage drei Monate lang jeden Tag ein- bis zweimal durchführen, dann aber auf zweimal pro Woche reduzieren, möglichst in gleichbleibendem Rhythmus.

Ätherische Öle

Bitterorange

Sie gehört zu Milz und Magen und kann bei Energiestockungen oder Symptomen wie Ausfluß und Prolapsus im Unterleib das *chi* regulieren. Intensitätsfaktor: Mittel

Schwarzer Pfeffer

Er steigert die Produktion von roten Blutkörperchen. Unschätzbar bei Anämie oder nach schwerem Blutverlust. Intensitätsfaktor: Stark

Benzoe

Geeignet bei Lethargie, kalten Gliedmaßen und Bauch-schwellungen. Sie zentriert, beruhigt, ernährt und tröstet jene, die sich zu viele Sorgen machen. Intensitätsfaktor: Schwach

Kümmel

Hilft bei Bauchschwellungen und kann die Feuchtigkeit der Milz lindern, indem er ihre Funktion der Nahrungsum-wandlung stärkt. Intensitätsfaktor: Stark

Fenchel

Er steigert das *chi* der Milz und stimuliert das Lymphsystem. Er besitzt leicht diuretische Eigenschaften und behebt da-durch Verstopfung und Übergewicht. Hilfreich für Men-schen, die zu sehr zum Analysieren neigen, und deren Ver-stand niemals ruht! Intensitätsfaktor: Stark

Weihrauch

Er ist heilsam für alle Menschen, die durch negative Energi-en oder Menschen geschädigt werden. Er beruhigt das Be-wußtsein und erzeugt Frieden und Ruhe von innen. Er wirkt sehr stark auf das Nervensystem und unterstützt den Wie-deraufbau der Energie, wenn das Immunsystem in Gefahr ist. Intensitätsfaktor: Stark

Ingwer

Er wärmt und trocknet die Milz, stimuliert und tonisiert das Verdauungssystem. Er wirkt hervorragend bei aufgeblähtem Bauch, Appetitlosigkeit, Reiseübelkeit und Morgenerbrechen. Auf der emotionalen Ebene ist er günstig für die Erdpersönlichkeit, die durch Selbstzweifel geschwächt ist und zu sehr von anderen abhängt: Intensitätsfaktor: Mittel

Zitrone

Sie kann Lymphstauungen, Cellulitis und Dickleibigkeit reduzieren, wirkt geistigem Phlegma entgegen und stärkt den Intellekt und die mentalen Fähigkeiten. Sie wirkt gegen Viren und unterstützt dadurch das Immunsystem. Sie stimuliert die Bauchspeicheldrüse, unterstützt die Milz bei der Kontrolle des Blutes in den Blutgefäßen und bringt das Blut in Bewegung: Ideal bei Hämorrhoiden, Krampfadern, Nasenbluten und sogar gebrochenen Kapillaren. Intensitätsfaktor: Mittel

Majoran

Er entspannt und stärkt in Zeiten der Schwäche und Erschöpfung, beruhigt die Emotionen und suchtartige Abhängigkeiten und kontrolliert zwanghafte Gedanken und Sehnsüchte. Intensitätsfaktor: Stark

Myrrhe

Sie hilft Menschen, die lethargisch, kalt und blockiert sind, und zwar sowohl mental wie auch physisch. Anwendbar

auch bei gefühllosen Wunden, die nicht heilen und vagina-
len Ausflüssen, wie etwa Soorpilzen. Sie wirkt hervorragend
gegen Pilze, Bakterien und Entzündungen, zentriert die
Energien und verleiht einem unruhigen Bewußtsein Frieden
und Ruhe. Intensitätsfaktor: Mittel

Lavendel, Bergamotte und Teebaum

Sie stimulieren die Produktion von weißen Blutkörperchen.
Intensitätsfaktoren: Schwach für Lavendel, mittel für Bergamotte, stark für den Teebaum.

Eukalyptus und Rosmarin

Auch sie wirken gegen ein breites Spektrum von Bakterien
und Viren und steigern die Immunreaktionen.

Emotionen

Die Emotionen des Erdelementes sind Mitgefühl und Be-
sorgnis. Der Ausdruck »ich brauche« kann oft gehört werden, wenn dieses Element aus dem Gleichgewicht geraten
ist. Die emotionalen Erscheinungsformen von Milzstörungen
findet man in negativen, enttäuschten oder egoistischen Gefühlen, sowie in Verhaltensmustern der Abhängigkeit und Be-
dürftigkeit. Personen, die an der Milz leiden, sind oftmals Ge-
fangene ihrer immer wiederkehrenden negativen Gedanken
und Gefühle sowohl in bezug auf sich selbst wie auch auf andere. Wenn die Milz gestört ist, kann es zu Gefühlen der Ein-
samkeit oder der Gegnerschaft zum Rest der Welt kommen.

Sorge ist ein Ungleichgewicht im Erdelement und kann sich mit der Zeit zu zwanghaftem Verhalten, mentaler Verwirrung, suchtartiger Abhängigkeit und übermäßigen Mitgefühl oder Nachdenklichkeit entwickeln. Eine Manifestation davon ist der überprotektive Elternteil, der sich ständig Sorgen über seine oder ihre Kinder macht – der gluckenhafte Charakter.

Die Milz gilt auch als »Palast des Denkens« (*yi*) und die Gesundheit dieses Organs beeinflußt unsere Fähigkeit zu denken, zu lernen, uns zu konzentrieren und zu erinnern. Wenn das Energieniveau der Milz niedrig ist, so wird der Denkprozeß schwierig, es kommt zu Konzentrationsunfähigkeit, Kopflastigkeit, zirkulären Gedanken und der Unfähigkeit, Entscheidungen zu fällen.

Bachblüten

Heather (Schottisches Heidekraut)

Für Menschen, die zwanghaft mit ihren eigenen Schwierigkeiten und Gesundheitsproblemen beschäftigt sind. Das Heidekraut hilft ihnen, über ihre persönlichen Sorgen hinauszusehen und ermutigt sie, mehr Mitgefühl mit anderen Menschen zu entwickeln.

Red Chestnut (Rote Kastanie)

Für Menschen, die überprotektiv in bezug auf geliebte Personen sind. Die Rote Kastanie hilft ihnen, die Fähigkeit zu entwickeln, Rat und positive Unterstützung anzubieten, ohne sich persönlich allzusehr einzumischen. Auf diese Weise können sie das Leben ohne ihre projizierten Sorgen erleben.

White Chestnut (Weiße Kastanie)

Sie wirkt gegen all jene ungewollten Gedanken, die einander jagen und die Betroffenen sowohl physisch und mental erschöpfen, sodaß sie sich nicht mehr auf die wirklich wichtigen Dinge konzentrieren können. Diese Menschen haben oftmals Schlafstörungen, das heißt sie können kaum einschlafen, weil ihr Verstand andauernd schwatzt. Die Weiße Kastanie erfüllt das innerste Zentrum unseres Wesens mit Ruhe und Frieden.

Affirmationen

Wenn Sie wollen, können Sie die folgenden Affirmationen auch singen, da Gesang die Milz stärkt!

- Meine Milz ist stark und läßt die Nahrung des Lebens in jeden Teil meines Körpers gelangen.
- Meine Milz schimmert wie warmer gelber Sonnenschein und badet meinen Körper in verjüngendes und heilendes Licht.
- Meine Gedanken sind ruhig, mein Bewußtsein ist konzentriert, ich bin voller Frieden.
- Meine Milz verwandelt Nahrung in goldenes *chi* und steigert dadurch meine Vitalität.
- Ich bin eins mit Mutter Natur und fühle mich sicher und geschützt.

Im Kapitel über den Magen können Sie Affirmationen finden, die Sie zusammen mit den oben genannten aussprechen können.

Meditation für das Erdelement

Siehe das Kapitel über den Magen, S. 102-104.

2. Das Feuerelement

Organpaar

Die Organe des Feuerelements sind das Herz und der Dünndarm. Das Feuerelement erzeugt Wärme, Farbe und Leidenschaft in unserem Leben; wenn wir nicht genügend Feuer haben, fehlt uns emotionale Wärme.

Klima

Hitze. Extreme Hitze ist für das Herz schädlich. Wer Hitze über alles liebt oder sich im Gegensatz dazu äußerst unwohl fühlt, wenn die Sonne herniederbrennt, hat wahrscheinlich ein Ungleichgewicht im Feuerelement. Heiße und schmerzhafte Gelenke können anzeigen, daß das Feuer sich in einem Teil unseres Körpers festgesetzt hat; dasselbe gilt für Fieberanfälle, Durst, Sodbrennen und heiße Wallungen. Während des Sommers hält sich unsere Körperwärme an der Körperoberfläche, damit wir von Innen her kühl und frisch sind. Ein Übermaß an Hitze ist eine der Hauptursachen für Symptome des Ungleichgewichts, die zu dieser Jahreszeit entstehen können. Um diese Wirkung auszugleichen, sollte unser Speisezettel bei heißem Wetter kühlere und leichtere Menüs enthalten.

Jahreszeit

Der Sommer mit seinen heißen Temperaturen und seinem strahlenden Sonnenschein ist die Zeit, in der die Pflanzen ihr maximales Wachstum erreicht haben. Auch wir Menschen verfügen dann über mehr physische Kraft und empfinden oftmals das Verlangen, mehr Sport zu treiben, im Garten zu arbeiten und lange Spaziergänge zu unternehmen. Dies ist eine Zeit des Wachstums und der Wärme, wie auch die Sonne zu dieser Zeit den höchsten Punkt am Himmel erreicht. Im Sommer können wir unsere Energiereserven für den Rest des Jahres aufbauen und schützen. Wenn Ihre Energiereserven gering sind und Sie sich erschöpft fühlen, dann haben Sie vielleicht im Winter nicht genug geruht und Ihre Kräfte gesammelt, so daß Ihre Nierenenergie nun erschöpft ist. Wenn dies der Fall ist, dann sollten Sie in den Sommermonaten unbedingt für Ihr Wohlbefinden sorgen, denn sonst liegt Ihr Energiepegel im nächsten Winter noch niedriger, so daß Sie Erkältungen und anderen Virusinfektionen ausgeliefert sind.

Farbe

Rot. Bei einem Ungleichgewicht des Herzens ist die Haut stark rötlich getönt. Eine leidenschaftliche Vorliebe für die Farbe oder – im umgekehrten Fall – eine vollständige Abneigung gegen diese Farbe verweist auf ein Ungleichgewicht im Feuerelement.

Tageszeit

Von elf Uhr vormittags bis ein Uhr mittags (Herz) und von ein Uhr mittags bis drei Uhr nachmittags (Dünndarm).

Körpergewebe

Das Herz kontrolliert die Blutgefäße und das Blut. Auch Milz und Leber haben mit dem Blut zu tun, aber das Herz sorgt für Rhythmus und Regelmäßigkeit. (Die Milz hält das Blut in seinen Gefäßen und verhindert den Austritt des Blutes, die Leber wiederum fungiert als Speicher des Blutes.)

Klang der Stimme

Zu diesem Element gehört das Lachen: Manchmal hört man in einer Stimme ein unablässiges Kichern, in anderen Fällen mangelt es vollkommen an Lachen und Humor. Auch die Sprache wird vom Herzen bestimmt, und deshalb zeigen Zusammenhanglosigkeit, Stammeln, Sprachfehler wie auch zwanghaftes Reden, daß dieses Organ aus dem Gleichgewicht geraten ist.

Sinnesorgan

Zunge. Den antiken Texten zufolge ist die Zunge der Spiegel des Herzens. Der Akupunkteur oder die Akupunkteurin achtet ganz besonders auf die Farbe der Zunge und den Zustand der Zungenspitze, da dieser Teil zum Herzen gehört. Das Flüssigkeitssekret des Feuerelements ist der Schweiß. Deshalb ist das Herz verantwortlich für den Schweiß. Bei sportlichen Anstrengungen, wenn das Herz schneller schlägt, um mehr Blut und Sauerstoff in die Muskeln zu transportieren, schwitzen wir auch mehr. Die alten Chinesen waren der Meinung, daß Schweiß Stauungen der Energie im Körper beseitigt, und dadurch Körper und Geist von innen her gründlich gereinigt werden.

Reflektor

Aus der Gesichtsfarbe und der Struktur der Haut konnten die Chinesen viel über den Zustand des Feuerelements in einer Person herauslesen. Wenn der Teint rosig ist, ist das Herz stark. Wenn das Gesicht jedoch matt und farblos wirkt, deutet dies auf ein Ungleichgewicht im Feuerelement hin.

Symptome des Ungleichgewichts

Zu den verbeiteten Symptomen eines Ungleichgewichts im Feuerelement gehören mangelnde Liebe und Selbstliebe, nervöse Erschöpfung und Erregbarkeit, Schlaflosigkeit, gerötete Gesichtsfarbe und Herzstörungen.

Das Herz

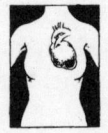

Das Herz ist ein Muskel, der etwa die Größe der Faust besitzt. Es liegt hinter der Lunge und wird durch die Rippen des Brustkorbes geschützt.

Die westliche Funktion

Die Hauptfunktion des Herzes besteht darin, mit Sauerstoff angereichertes Blut durch die Arterien in den ganzen Körper zu pumpen. Wenn der Sauerstoff dann abgegeben wurde, so wird das Blut durch die Venen zum Herzen zurück und von dort zur Lunge gesandt. Hier wird Kohlendioxid abgegeben und durch weiteren Sauerstoff ersetzt. Auf diese Weise geht der Zyklus immer weiter. Die Hälfte der Zeit ist das Herz aktiv, es kontrahiert oder zieht sich zusammen (Systole), die andere Hälfte der Zeit entspannt es sich (Diastole). Die Vitalität und Gesundheit des Herzens und des Kreislaufsystems sind von grundlegender Bedeutung für das Leben und die Integration aller Körperteile. Jede Schwäche wirkt sich sofort auf andere Organe und Gewebe des Körpers aus, denn das Kreislaufsystem steht mit allen anderen Körpersystemen in Verbindung und beeinflußt sie alle.

Die traditionelle chinesische Deutung

- Element: Feuer
- Partnerorgan: Dünndarm
- Klima: Hitze
- Jahreszeit: Sommer
- Farbe: Rot
- Tageszeit: Elf Uhr vormittags bis ein Uhr mittags
- Körpergewebe: Blutgefäße
- Klang der Stimme: Lachen
- Sinnesorgan: Zunge
- Reflektor: Gesichtsfarbe
- Geschmack: Bitter
- Emotion: Freude

Symptome des Ungleichgewichts

Emotional

Beklemmung, Unbehaglichkeit. Vergeßlichkeit. Übermaß an Träumen. Ständiges Lachen. Mangel an Freude oder Humor. Mangel an Selbstliebe. Schwaches Selbstwertgefühl. Grausamkeit, Haß. Übertriebene Begeisterung und Erregung. Gefühlskälte. Ruhelosigkeit.

Physisch

Verhärtung der Arterien, Thrombose. Herzinfarkt. Schwacher Kreislauf. Niedriger Blutdruck. Hoher Blutdruck. Heiße und schmerzhafte Gelenke. Rote Gesichtsfarbe oder fahle Blässe. Angina. Wallungen. Schwacher, unregelmäßiger Puls. Schlaflosigkeit. Abneigung gegen Hitze.

In der chinesischen Medizin ist das Herz Teil des Feuerelementes und wird »Kaiser des Körpers« genannt. Manchen

Quellen zufolge bestimmt das Herz den Zustand und die Kraft unserer Konstitution. In erster Linie beruht die Konstitution auf der Nierenenergie, aber wenn das Herz stark ist, und das Blut in reichlicher Menge zur Verfügung steht und frei zirkulieren kann, so wird die betreffende Person kraftvoll und lebendig sein. Die Lunge spielt dabei eine wichtige Rolle, da sie den Sauerstoff aufnimmt und Kohlendioxid abgibt.

In der chinesischen Medizin gilt das Herz oftmals als das Organ, das am meisten mit dem Himmel in Verbindung steht und wird in seiner spirituellen Funktion »Wohnstätte des *Shen*« genannt. *Shen* ist ein komplexer Begriff, der auf vielerlei verschiedene Weisen interpretiert wird. Am besten übersetzt man ihn wahrscheinlich mit »Geist«, aber manche Autoritäten halten das Herz auch für den »Palast des Bewußtseins«. Eine gesunde, lebendige, fröhlich gestimmte Person hätte demnach ein gutes *Shen*. Oft zeigt sich dieses *Shen* in blitzenden, leuchtenden Augen.

Wenn man *Shen* als »Bewußtsein« übersetzt, so bedeutet dies, daß das Herz unsere mentale und emotionale Gesundheit beeinflußt, vor allem unser Gedächtnis und unsere Denk- und Schlaf-Muster. Wenn das Herz stark ist, wird das Bewußtsein glücklich und friedlich sein; das Denken und das Erinnerungsvermögen ist scharf, der Schlaf gesund, und wir sind emotional balanciert. Schlaflosigkeit, schlechtes Gedächtnis (vor allem in bezug auf lang zurückliegende Ereignisse), Vergeßlichkeit, übermäßige Traumtätigkeit und zusammenhangloses Sprechen kann dann entstehen, wenn die Herzenergie zu schwach ist.

ANLEITUNG ZUR SELBSTHILFE FÜR DAS HERZ

Chinesische Ernährungslehre

Nahrungsmittel für das Feuerelement

- Getreide: Mais
- Fleisch: Hammel
- Obst: Pflaume
- Gemüse: Grüne Blattgemüse

Der Geschmack des Feuerelementes ist bitter. Er dringt – so heißt es in der chinesischen Tradition – in das Herz ein, um es zu kühlen, wenn es überhitzt ist, und reinigt das Herz und das Kreislaufsystem von Ablagerungen, die sich im Laufe von Jahren angesammelt haben. Wenn eine Person jedoch sehr schwach und energielos ist, so soll der bittere Geschmack nur in Maßen konsumiert werden.

Nahrungsmittel, die die Funktion des Feuerelementes stärken, besitzen oftmals Farben und Eigenschaften, die das Herz tonisieren und stimulieren, und nehmen viel Sonnenlicht in sich auf. Dazu gehören: Mais, Schnittlauch, Sonnenblumenkerne, Aprikosen, Pfirsiche, Pflaumen, rote Linsen, Erdbeeren und Himbeeren. Übrigens: Am besten sollte man Früchte wie Erdbeeren und sonstige Beeren nur in der Jahreszeit essen, in der sie geerntet werden.

Ernährungsratschläge

1. Endiviensalat, Chicorée und Löwenzahn stimulieren die Funktion von Herz und Dünndarm.
2. Auch Spargel mit ihrem bitteren Geschmack gehören zum Feuer und wirken besonders reinigend.
3. Vollkorngetreide wie etwa Reis und Weizen beinhalten den bitteren Geschmack im Keim und in der Hülle; deshalb ist es wichtig, sie in ihrer natürlichen Form zu essen.
4. Die Longan-Frucht sieht aus wie eine rötliche Weintraube. Sie steigert die Produktion des Blutes und wird als Heilmittel für Schlaflosigkeit wärmstens empfohlen. Sie schmeckt süß und kann deshalb auch in Desserts verwendet werden.

Eine Schwäche des Blutes im Körper kann viele Ungleichgewichte erzeugen, denn das Blut ernährt das Gehirn, die lebenswichtigen Organe, die Muskeln und alle anderen Teile unseres Körpers.

1. Die Qualität des Blutes kann durch Nahrungsmittel verbessert werden, die viel Chlorophyll enthalten (die grüne Substanz im grünen Blattgemüse), vor allem wenn sie mit Getreide wie Hirse kombiniert wird. Auch Rote Bete mit ihrem hohen Eisengehalt und ihrer saftig roten Farbe sind blutbildend, ferner Aprikosen, Nierenbohnen und Adukibohnen, blaugrüne Algen, Spirulina, Brennesseln, Petersilie, Brunnenkresse, Eier, Feigen und Fisch (etwa Sardinen).
2. Auch Fleisch ist stark blutbildend, wie man seit langem weiß, und die alten Chinesen glaubten, daß man bei Schwächung eines bestimmten Organes das entsprechende Organ eines Tieres essen müsse (also

zum Beispiel Leber, wenn die Leber schwach ist). Wenn Sie sich dafür entscheiden, diesem Prinzip zu folgen, so sollten Sie prinzipiell Fleisch von biologisch geführten Höfen kaufen, besonders wichtig ist dies jedoch, wenn Sie Innereien essen.

Als Ausgleich zu den heißen Sommertemperaturen sollte unser Speisezettel in dieser Zeit leichtere und kühlere Nahrung enthalten, vor allem aber Nahrung, die leicht verdaulich ist. Im Sommer kann man ohne weiteres Salate und frische Früchte essen, die in dieser Region wachsen und geerntet werden. Personen jedoch, die selbst an einem heißen Tag Kälte verspüren, sollten dem Verlangen nach Rohkost, Salaten und Eis widerstehen. Wenn Sie ein schwaches Immunsystem haben, so können diese kalten und feuchten Nahrungsmittel in der darauffolgenden Jahreszeit, dem Herbst, die Bildung von Schleim begünstigen.

Das Feuerelement wird durch zu scharfe Nahrung, durch tierische Fette und Cholesterin im Blut geschädigt. Man weiß, daß rotes Fleisch, Eier, Molkereiprodukte und Zucker den Cholesterinspiegel im Blut erhöhen und verhindern, daß genügend Sauerstoff mit dem Blut zum Herzen gelangt. Der Verzehr der oben genannten Nahrungsmittel sollte sehr reduziert oder ganz vermieden werden, wenn der Cholesterinspiegel hoch liegt.

Die Nachtschattengewächse wie Pfeffer, Auberginen, Tabak, Tomaten und Kartoffeln schwächen das Herz, vor allem wenn sie in einem kalten, feuchten Klima wie hier in Großbritannien gegessen werden! Man vermutet, daß sie große Mengen von toxischem Calcium erzeugen, aus denen dann Kreislaufprobleme, wie etwa kalte Hände und Füße, entstehen. Wenn man zusätzlich zu diesen Nachtschattengewächsen noch große Mengen von Alkohol in sich aufnimmt, so kann es zu Gicht, Rheumatismus und Arthritis kommen.

Diese Gewächse enthalten auch den Giftstoff Solanin, der Symptome von Schmerz, Unbehaglichkeit und Arthritis bei Personen erzeugen kann, die dafür empfänglich sind.

Beruhigende Nahrungsmittel

Shen gehört zum Herzen, und deshalb sollten wir die Nahrungsmittel kennen, die das *Shen* beruhigen und unterstützen oder andernfalls ersticken. Zucker, Alkohol, Tee, Kaffee, raffinierte Nahrungsmittel, schwere Abendmahlzeiten und spät nachts verzehrte Speisen wie auch eine übermäßige Vielfalt von Zutaten in einem einzigen Gericht können das *Shen* durcheinanderbringen. Dagegen haben ganze Körner wie Reis, Hafer und Weizen, aber auch Zitronen eine beruhigende Wirkung auf das Bewußtsein. Kohlehydratreiche Nahrungsmittel wie Getreide heben den Serotonin-Spiegel; und dieser Stoff ist ein Neurotransmitter im Gehirn, der gesunden Schlaf und Seelenruhe fördert. Jedes Nahrungsmittel, das reich an lebensspendenden Mineralien, vor allem Calcium, Magnesium und Silicium ist, wirkt beruhigend auf den Geist.

Calciumreiche Nahrungsmittel

1. Chlorophyllhaltige Gemüse wie Brunnenkresse, Sauerampfer, Rauke, Kohl, Broccoli, Petersilie, Senf und Löwenzahn
2. Mandeln, Sesamsamen (und Sesampaste, die daraus hergestellt wird), Brasilnüsse, Sonnenblumenkerne, Kürbiskerne
3. Getrocknete Feigen, Hülsenfrüchte, Bohnen, Linsen
4. Weißer Fisch, Lachs und Sardinen (einschließlich der Gräten)
5. Oliven und Haferstrohtee

6. Suppe mit Fleisch aus biologischen Beständen oder Fischgräten mit grünem Gemüse und einem Eßlöffel Essig – wenn Sie nämlich Essig hinzufügen, so ziehen Sie auf diese Weise das Calcium aus den Knochen. Sie können auch Eierschalen mitkochen und zusammen mit den Knochen entfernen, bevor Sie die Suppe auf den Tisch bringen!

Milch ist zwar kalziumreich, aber das Kalzium, das in Molkereiprodukten enthalten ist, ist auf ungünstige Weise an die Mineralien Phosphor und Magnesium gebunden und kann deshalb nur schwer assimiliert und aufgenommen werden. Auch die Nachtschattengewächse, die zuvor erwähnt wurden, können – vor allem in Verbindung mit Zitrusfrüchten – die Kalziumbalance im Körper beeinträchtigen. Auch Wein, Salz und Essig sollten in Maßen genossen werden, da sie ebenfalls zu einem Kalziumverlust führen. Sprudelnde Getränke, auch kohlensäurehaltiges Wasser, erzeugen einen zu hohen Phosphorspiegel und zerstören deshalb die natürliche Balance von Kalzium, Magnesium und Phosphor – was letztlich zu einem Verlust von Knochensubstanz führen kann.

Magnesiumreiche Nahrungsmittel

1. Grünes Gemüse, das viel Chlorophyll enthält (sie sind in der Liste der calciumreichen Lebensmittel bereits aufgelistet worden)
2. Kelp
3. Hirse, brauner Reis
4. Getrocknete Aprikosen und Pfirsiche, Datteln, Avocados und Weintrauben
5. Linsen, Erbsen und Bohnen, Cashewnüsse und schwarze Walnüsse

1. Grüner Salat, Sellerie, Spargel, Löwenzahn, Meerret- tich, Spinat, Lauch, Artischocken, Sellerie, Alfalfa, Senfblätter
2. Erdbeeren, Äpfel, Karotten, Wassermelonen und Gurken
3. Reis, Sonnenblumenkerne, Meeresgemüse

Fischöle sind besonders günstig für das Herz und den ge- samten Körper, da sie die Omega-3-Fettsäuren liefern. Essen Sie mindestens zweimal pro Woche ölhaltigen Fisch, wie et- wa Lachs oder Makrelen. Eine weitere Quelle für Omega-3- Fettsäuren ist Leinsamenöl – ideal für Vegetarier. Kaltge- preßte Öle der ersten Pressung von Gemüse und Ölsaat liefern wertvolle Omega-6-Fettsäuren, die ebenso wie die Omega-3-Fettsäuren wichtig für die Gehirnfunktion, die Hormone und den allgemeinen Gesundheitszustand sind. Von Diätplänen zur sofortigen Gewichtsabnahme muß ab- geraten werden, da sie besonders schädlich und belastend für das Herz sind. Es ist nur vernünftig, die Menge der ge- sättigten Fettsäuren im Speisezettel zu senken, indem man mageres Fleisch und Produkte mit niedrigem Fettgehalt wählt und auch die Menge verborgener Fette im Speiseplan – in Kuchen, Feingebäck und Keksen – reduziert.

Mäßigkeit ist immer das Schlüsselwort, also achten Sie darauf, daß Ihre Diät abwechslungsreich und genußvoll ist!

Heilende Kräuter und Gewürze

1. Kamillen- und Pfefferminztee können extreme Hitze im Körper beseitigen und wirken beruhigend und entspannend.

2. Dill und Basilikum beruhigen den Körper, das letztere gilt auch als unvergleichliches Mittel, um das Erinnerungsvermögen zu stärken und die Konzentration zu fördern.

3. Knoblauch ist für seine positiven Wirkungen auf Herz und Kreislaufsystem bekannt.

4. Eine kleine Menge Cayennepfeffer kann auf wunderbare Weise Herz und Kreislauf anregen und intensiviert auch die gründliche Verdauung von Nahrungsmitteln.

5. Mit einem Tee aus Mungbohnen können Sie auf höchst wirksame Weise Ihren Blutdruck senken. Waschen Sie zwei Eßlöffel Mungbohnen, gießen Sie heißes Wasser darüber und trinken Sie diese Flüssigkeit als erstes am Morgen. Heben Sie die Mungbohnen auf und gießen Sie zu Mittag noch einmal 240 ml heißes Wasser darüber und trinken Sie von neuem diese Flüssigkeit. Heben Sie die Bohnen noch einmal auf und wiederholen Sie denselben Vorgang am Abend. Mungbohnen können Sie auch kochen und in Suppen oder Salaten verwenden.

6. In chinesischen Apotheken können Sie Cassiasamen erwerben. Sie schmecken so ähnlich wie Kaffee und sind ebenfalls blutdrucksenkend. Sie stärken auch die Sehfähigkeit. Rösten Sie die Samen in der Pfanne, zerstoßen oder mahlen Sie sie und mischen Sie einen Teelöffel davon mit 240 ml heißen Wassers.

7. Lotussamen wiederum entspannen das Bewußtsein und beruhigen den Geist. Sie können in Suppen, Eintopfgerichten und Desserts verwendet werden.

Nicht ohne Grund nimmt man in heißen Ländern scharfe Gewürze wie schwarzen Pfeffer, rote und grüne Pepperoni und Ingwer zu sich. Diese Gewürze sind »zentrifugal«, sie öffnen die Poren, lassen den Schweiß austreten und damit auch die Körperhitze. Letzlich sind sie im Körper kühlende Nahrungsmittel, auch wenn ihr Geschmack zunächst das Gegenteil glauben läßt!

Körperübungen

Um das Herz und das Kreislaufsystem zu stärken, sollte man dreimal pro Woche dreißig bis vierzig Minuten mit Bewegung zubringen, die den Pulsschlag steigen läßt, ohne jedoch den Körper zu erschöpfen. Mit Atemtechniken, Visualisation, Meditation, Massage und Akupressur können Sie das *Shen* beruhigen und ins Gleichgewicht bringen.

Abb. 12: Die Herz-Dünndarm-Dehnung

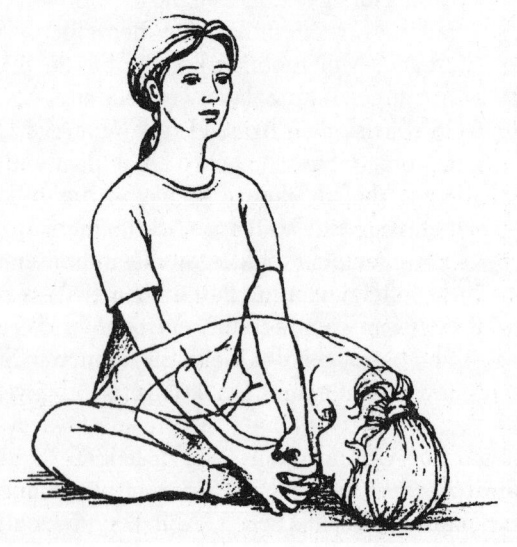

Die Übung zur Dehnung der Meridiane von Herz und Dünndarm (s. Abb 12): Sie sitzen mit geöffneten Knien auf dem Boden, so daß die Fußsohlen einander berühren. Halten Sie Ihren Rücken gerade, atmen Sie ein und lehnen Sie sich sanft nach vorne. Atmen Sie aus, während Sie in die Dehnung hineingehen und versuchen Sie, die Knie dem Boden anzunähern und mit dem Kopf die Füße zu berühren. Das Ziel besteht darin, Kopf, Ellbogen und Knie so nahe wie möglich an den Boden zu bringen. Es kann viele Wochen und Monate dauern, bis Ihnen dies gelingt. Arbeiten Sie immer in Ihrem eigenen Rhythmus! Außerdem sollten Sie etwa zehn Minuten vor den Dehnübungen auch Aufwärmübungen vollziehen. Nehmen Sie an einem Yogakurs teil, dort erhalten Sie persönliche Anleitung.

Heilende Berührung

Massage

Die Massage des Brustbeins in der Nähe des Herzens löst Spannung im ganzen Bereich der Brust und erleichtert außerdem auch die Atmung, sollten Sie damit Schwierigkeiten haben. Beginnen Sie ganz oben auf dem Brustbein und arbeiten Sie in kleinen Spiralen nach unten, bis Sie das untere Ende erreichen. Verbringen Sie dabei etwas mehr Zeit an blockierten, schmerzenden Zonen. Wenn Sie besonders schmerzhafte Punkte berühren oder während dieser Übung emotionalen Schmerz empfinden, so erleichtern Sie sich, indem Sie den Klang »HO« (mit offenem O) von sich geben. Dieser Klang stärkt das Herz. Gleichzeitig können Sie die Farbe Rosa oder Grün visualisieren, je nachdem, welche im Augenblick besser zu Ihnen paßt. Das spüren Sie intuitiv.

Vielleicht gibt es auch eine Person, die einige Minuten lang Druck auf den obersten Akupressurpunkt des Brustbeins (Herz 7) ausübt. Die Zeit zwischen elf Uhr vormittags und ein Uhr mittags ist besonders günstig, um auf das Herz einzuwirken. Lange Arbeitsstunden am Schreibtisch, in denen Sie Ihre Augen übermäßig anstrengen, können die Meridiane von Herz und Dünndarm schwächen. Dies gilt auch für emotionalen Streß. Einer der besten Punkte, um zum Gleichgewicht zurückzukehren, ist Lenkergefäß 17. Dieser Punkt heißt in der chinesischen Tradition »Meer der Ruhe«, liegt in der Mitte Ihres Brustbeins und reagiert oftmals empfindlich auf Druck. Auch hier kann die Visualisierung der Farbe Rosa Spannung und Nervosität lindern, die in dieser Gegend gespeichert ist. Und wenn Sie diesen Punkt sanft massieren, können Sie dabei auch den Herzlaut »HO« intonieren.

Reflexologie

Der Reflexpunkt für das Herz liegt auf dem linken Fußballen. Er sollte aber niemals überstimuliert werden, massieren Sie einfach nur sanft die ganze Zone, die in der Abbildung 13 dargestellt ist.

Akupressur

Der Herzmeridian weist neun Punkte auf. Er entspringt am Herzen, aber der erste offiziell benannte Punkt (Herz 1) liegt unter beiden Armen. Er verläuft von der Achselhöhle auf der Innenseite des Armes bis zur Innenseite des Nagelbettes des kleinen Fingers (Herz 9). Dieser Meridian (s. Abb. 14) kontrolliert die Schilddrüse und beeinflußt auch viele Symptome der Menopause, wie etwa heiße Wallungen.

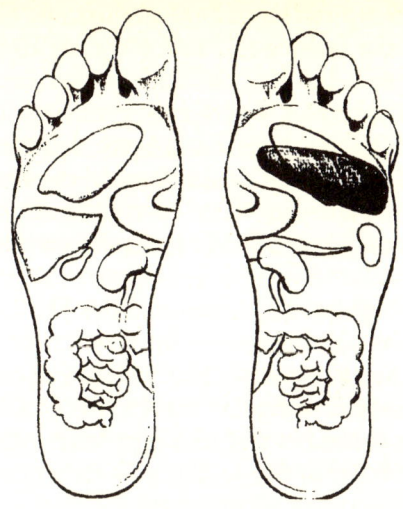

▲ Abb. 13: Der Reflexpunkt für das Herz (dunkel hervorgehoben)

▼ Abb. 14: Der Herzmeridian

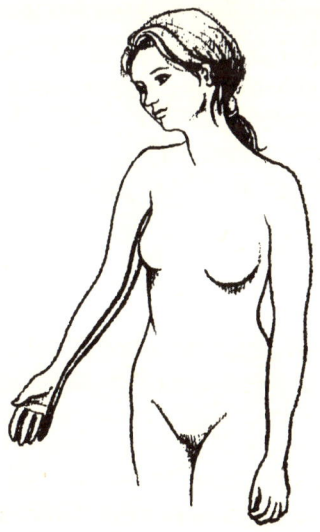

Herz 7

Dies ist der wichtigste Punkt auf dem Herzkanal und zugleich einer der Hauptakupressurpunkte im ganzen Körper. Er beruhigt den Geist, stimuliert die Erinnerungsfähigkeit, erleichtert Zuckungen, Angstzustände und Schlaflosigkeit. Dieser Punkt ist wirklich wunderbar geeignet, um ein überaktives, von Sorgen umwölktes Bewußtsein zu beruhigen und Streßsituationen die Hitze zu nehmen.

Herz 7 liegt auf der Innenseite des Handgelenks, genau in der Mulde. Beugen Sie Ihr Handgelenk nach innen und reiben Sie diesen Punkt sanft mit dem Daumen (s. Abb. 15), beziehungsweise drücken Sie ihn etwa eine Minute lang. Atmen Sie dabei tief ein und aus, fühlen Sie den Frieden und die Ruhe, die in Ihren Körper und Ihre Seele fließt.

Abb. 15: Akupressurpunkte Herz 7 (auf dem Handgelenk) und Herz 9 (auf dem kleinen Finger)

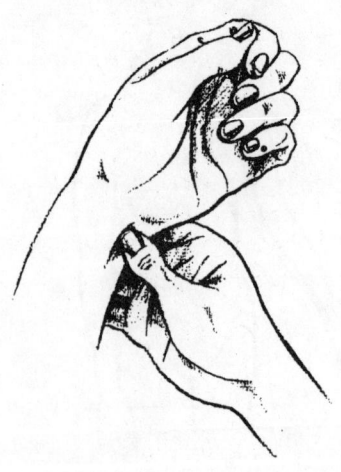

Herz 9

Dieser Punkt kann massiert werden, um eine überschüssige Hitze des Herzens zu beruhigen, die in Symptomen wie trockenem Mund, nächtlichen Schweißausbrüchen, Schlaflosigkeit und mentaler Ruhelosigkeit zum Ausdruck kommt. Bereits die Massage dieser ganzen Gegend rings um die Fingerspitze am Nagelbett ist wohltuend, besser noch ist es, wenn Sie diesen Punkt zwischen Daumen und einem Finger der anderen Hand halten.

Man glaubt, daß Herz 7 eher bei Männern wirkt als bei Frauen, und daß Frauen besser auf einen Punkt auf dem Herzbeschützer beziehungsweise Pericardium 7 reagieren. Auch Pericardium 6 ist ein wichtiger Akupunkturpunkt und gleichzeitig einer der besten Punkte am ganzen Körper, der unsere Fähigkeit steigert, in Beziehung zur Außenwelt, zu uns selbst und unseren Partnern zu treten. Dieser »Geistpunkt«, wie er auch heißt, reguliert die Energie, schützt das Herz und kann uns in unseren persönlichen Beziehungen beschützen, wenn das Herz durch Schwierigkeiten mit unseren geliebten Personen verletzt wurde.

Abb. 16: Akupunkturpunkte Pericardium 6 (auf dem Handgelenk) und Pericardium 7 (unter dem Daumen)

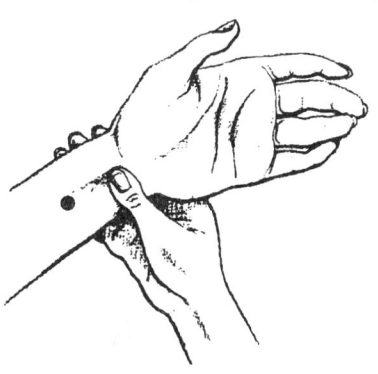

Pericardium 6

Dieser Punkt liegt in der Mitte der Innenseite des Unterarms etwa zweieinhalb Fingerbreiten von der Beuge des Handgelenks entfernt. Halten Sie diesen Punkt ungefähr eine Minute und Sie werden fühlen, wie Streß und Beklemmung in Ihnen langsam abnehmen.

Pericardium 7

Dieser Punkt liegt auf der Innenseite des Handgelenks genau auf der Beuge. Streicheln Sie diesen Punkt sanft mit dem Daumen oder halten Sie ihn etwa eine Minute lang gedrückt, und Sie werden spüren, wie Beklemmungen und Ängste Ihren Körper verlassen. Dieser Punkt ist überaus hilfreich, wenn es darum geht, bei Beziehungsproblemen mit geliebten Menschen Trost zu spenden und die Gefühle zu stärken. Und wenn Sie an beiden Punkten Pericardium 6 und 7 zugleich arbeiten, so kann dies die wohltuende Wirkung noch steigern.

Ätherische Öle

Jasmin

Ein sinnliches Öl, das entspannt und emotional erwärmt. Es lindert Depression und Apathie und hilft bei Beziehungsproblemen, die mit Frigidität und Impotenz einhergehen. Es stellt das Vertrauen wieder her und ist besonders geeignet für Menschen mit niedrigem Selbstwertgefühl. Intensitätsfaktor: Stark

Lavendel

Dieses Öl hat eine Affinität zum Feuerelement, teilweise aufgrund seiner Fähigkeit, Hitze zu eliminieren. Es beruhigt und besänftigt das *Shen* in Zeiten von emotionalem Streß und Erschöpfung, was sich als hilfreich bei Panikattacken, Hysterie und Schlaflosigkeit erweist. Es stellt den Seelenfrieden wieder her, außerdem ist es geeignet, den Blutdruck zu senken und Zuckungen zu lindern. Intensitätsfaktor: Schwach

Neroli

Dieses Öl beruhigt nervöse Unruhezustände, Hysterien und Schocks. Es hebt und stärkt das *Shen* und bringt all jenen ihre Lebensfreude zurück, die unter tiefem emotionalen Schmerz gelitten haben. Günstig bei Zuckungen und hohem Blutdruck sowie zur Reinigung des Blutes. Intensitätsfaktor: Stark

Palmarosa

Dieses Öl empfiehlt sich bei emotionalem »burnout« und nervöser Anspannung. Es beruhigt Zuckungen, Schlaflosigkeit und Ruhelosigkeit. Intensitätsfaktor: Mittel

Rose

Eines der stärksten Öle in der ganzen Aromatherapie, wenn es um Liebesangelegenheiten geht. Das Rosenöl stärkt unsere Liebe zu uns selbst, wenn wir unser Gleichgewicht zu sehr nach außen verlagert haben. Intensitätsfaktor: Stark

Rosmarin

Dieses Öl fördert den Kreislauf, stärkt den Herzschlag und regt niedrigen Blutdruck an. Es ist erfrischend und stimulierend und soll auch bei Sprachstörungen helfen (die ja mit dem Herzen verbunden sind und ein Ungleichgewicht im Feuerelement darstellen). Rosmarin kann auch die Blutmenge, die dem Gehirn zur Verfügung steht, steigern und ist deshalb auch als belebendes Tonisierungsmittel für das Gehirn beliebt. Intensitätsfaktor: Stark

Ylang Ylang

Dieses Öl ist ein berühmtes Aphrodisiakum, das oftmals bei sexuellen Problemen wie Impotenz und Frigidität eingesetzt wird. Es hilft auch bei Zuckungen, Herzrasen, hohem Blutdruck, Depression, Beklemmung, Ruhelosigkeit und Freudlosigkeit. Intensitätsfaktor: Stark

Emotionen

Krankheit ist ein Zeichen dafür, daß wir mehr und mehr unsere natürlichen Rhythmen verlieren. Das Herz verbringt ebensoviel Zeit mit Entspannung wie mit Aktivität, und deshalb sollten Sie einmal überprüfen, ob dies auch für Ihren gesamten Lebensstil zutrifft, ob Sie also die Hälfte Ihrer Zeit mit Entspannung und die andere Hälfte mit Arbeit zubringen. Wenn dies nicht der Fall ist, so sollten Sie Ihre Lebenssituation vielleicht neu organisieren.

Die Emotion des Herzens und des Feuerelementes ist Freude. Im positiven Sinne äußert sie sich als Begeisterung,

Vergnügen, Glück und Lachen. Aber die Chinesen erkannten in ihrer Weisheit, daß diese Emotion im Übermaß oder im Mangel genauso schädlich für unsere Gesundheit ist wie übermäßiger Ärger. Ständige Freude ist ein unerfüllbares Verlangen. Und wenn Menschen ihr andauernd nachjagen, sei es bei der Arbeit oder in der Freizeit, so kann dies ihre Gesundheit belasten. In der Homöopathie nennt man extreme Freude auch »Manie«. Dieser Zustand kann das *Shen,* den Geist, in höchste Erregung versetzen und auf diese Weise Schlaflosigkeit, Unruhe, Zuckungen und andere Herzprobleme auslösen. Es heißt auch, daß zuviel Freude andere Emotionen wie Zorn, Kummer, Angst und Grübelei verdrängt – und auch dies ist ein Ungleichgewicht in unserem psychosomatischen Organismus. Auch übertriebene Freude in unpassenden Augenblicken verweist auf eine Disharmonie des Herzens.

Herzbeschwerden können unser »emotionales Herz« widerspiegeln: Das kann ein Mangel an Selbstliebe sein, ein Mangel an Liebe in der Kindheit, Schwierigkeiten mit den Eltern, Probleme mit einer geliebten Person usw. Wenn wir mehr Liebe in unser Leben bringen und uns selbst ein wenig mehr lieben, so werden wir uns leichter tun, den Belastungen des Lebens standzuhalten.

Bachblüten

Agrimony (Odermennig)

Für all jene, die oberflächlich lustig erscheinen, darunter aber Beklemmung und Seelenqualen verbergen. Diese Blütenessenz kann innere Schmerzen und Leiden transformieren, indem sie uns eine gewisse Leichtigkeit und Freude verleiht, sowie die Fähigkeit, über unsere Probleme zu lachen.

White Chestnut (Weiße Kastanie)

Für all jene, die unter Schlaflosigkeit leiden, weil sie von unerwünschten Gedanken verfolgt werden, die nachts durch ihren Kopf rasen. Die Weiße Kastanie beruhigt mentale Prozesse, so daß das Bewußtsein klarer und wirkungsvoller funktionieren kann. Sie verleiht ein Gefühl von Ruhe und kann verwendet werden, um Frieden und Harmonie herzustellen und auf diese Weise das *Shen* zur Ruhe zu bringen.

Heilmittel für das Feuerelement finden Sie auch im Kapitel über den Dünndarm, S. 153.

Affirmationen

- Mein Herz pumpt voller Freude Blut in jede lebendige Zelle meines Körpers.
- Mein Herz schlägt glücklich im Rhythmus des Lebens.
- Ich erfülle mein Herz mit Frieden und Freude, die ich auch mit anderen teilen kann.
- Ich bin eine liebende Person, die liebende Beziehungen anzieht.
- Ich liebe mich.
- Freude und Liebe erfüllen meinen Körper und meine Seele.

Weitere Affirmationen für das Feuerelement finden Sie auch im Kapitel über den Dünndarm, S. 167.

Meditation für das Feuerelement

Machen Sie sich vorher mit dem Verlauf der Meridiane von Herz und Dünndarm vertraut. Beide sind bilateral, verlaufen also auf beiden Körperseiten. Bei dieser Meditation konzentrieren Sie sich jedoch nur auf die Meridiane einer Seite.

Wenn Sie die Meditation auf Band aufnehmen, so sollten Sie deutlich und langsam in sanftem Ton und mit sanfter Stimme lesen.

Wählen Sie einen ruhigen Platz, entspannen, entkrampfen Sie sich. Schließen Sie Ihre Augen. Richten Sie Ihre Aufmerksamkeit auf die Atmung, und wenn sie allmählich tiefer wird, können Sie alle Gedanken loslassen, die Ihnen durch den Kopf gehen – wie Wolken im Himmel.

Praktizieren Sie einige Minuten lang die Atemübung aus dem Kapitel über die Lunge.

Feuermeditation

Stellen Sie sich vor: An einem wunderschönen Sommertag liegen Sie auf einem Strand, der Himmel ist azurblau, die Sonne strahlt und schickt ihre Wärme und ihr Licht tief in Ihren Körper. Im Hintergrund hören Sie den sanften Klang der Wellen, die am Strand auslaufen. Atmen Sie die Wärme und das Licht der Sonne ein, die Ihren Körper stärkt und ernährt. Lassen Sie diese Energie bis zu Ihrem Herzen hinabfließen und visualisieren Sie Ihre Herzgegend in sanftem wunderschönen Rosa. Lassen Sie die Heilkraft dieser Farbe in Ihr Herz gelangen – sie beruhigt das Herz und bringt den Geist ins Gleichgewicht.

Friede und Ruhe fließen durch Sie hindurch und lindern jegliche Spannung, allen Streß in Ihrem Körper. Stellen Sie sich vor, wie Ihr Herz tagtäglich stärker und gesünder wird, und wie die rosafarbene Energie Ihren Kreislauf stärkt und Ihr Blut frei zirkulieren läßt. Sie haben die Fähigkeit, bedingungslose Liebe zu spenden, und diese Fähigkeit erfüllt Ihr eigenes Herz mit Liebe und Freude. Visualisieren Sie nun den Herzmeridian, der vom Herzen ausgeht, zur linken Achselhöhle fließt und auf der Innenseite des Armes nach unten wandert, bis er den kleinen Finger erreicht. Lassen Sie Energie durch diesen Kanal fließen, die jegliche Stockung in diesem Meridian auflöst.

Schicken Sie die Energie dann durch Ihren Dünndarm-meridian, der auf der Außenseite des Armes nach oben, über die Schulter und den Hals bis zu einem Punkt über dem Ohr verläuft. Schicken Sie nun Energie zum Dünndarm, die diese Gegend reinigt. Warme, rosafarbene Energie steigert die Fähigkeit des Dünndarms, das Reine vom Unreinen zu trennen. Dadurch erlangen Sie die Fähigkeit, Ihre wirklichen Unterscheidungskräfte im Leben zu entfalten, so daß verwirrtes Denken und Unentschiedenheit der Vergangenheit angehören.

Visualisieren Sie die Gegend im unteren Teil des Bauches. Ihr Dünndarm wird gestärkt und hat die Fähigkeit, notwendige Nahrungsstoffe aufzunehmen und zu assimilieren. Wellen von rosafarbener Energie spülen durch Ihren ganzen Körper und erfüllen Ihr Bewußtsein mit einem tiefen Gefühl von Freude und Zufriedenheit. Ihre Körperenergie wird stärker, Sie beginnen, Finger und Zehen zu bewegen, Sie werden lebendig und wach. Öffnen Sie langsam die Augen und dehnen Sie Ihren Körper.

Im übrigen können Sie statt Rosa auch die Farbe Rot visualisieren, aber die Wirkung wird stärker sein. Wenn Sie irgendwelche Symptome von Entzündung oder Hitze im Körper haben, sollten Sie Rosa wählen; wenn Sie unter schwachem Kreislauf und Kälte leiden, können Sie es mit Rot versuchen.

Der Dünndarm

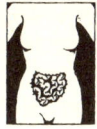

Der Dünndarm ist ein langer, dünner Schlauch von etwa sieben Meter Länge. Er liegt unter dem Magen, und zieht sich in Windungen durch den mittleren und unteren Teil des Bauches, wo er dann in den Dickdarm übergeht.

Die westliche Funktion

Der Dünndarm trägt zu allen Aspekten der Verdauung bei, einschließlich der Aufnahme und Fortbewegung der Nahrung. Er erzeugt Enzyme, die zusammen mit den Enzymen aus Bauchspeicheldrüse und Gallenblase die Nahrung in kleinere Bestandteile aufspalten. Hier werden Proteine in Aminosäuren, Kohlehydrate in einfache Zucker und Fette in kleinere Einheiten aufgespalten, die leichter aufgenommen werden können.

Die Innenseite des Dünndarms ist von kleinen fingerartigen Ausbuchtungen bedeckt, den sogenannten *villi*, die die Absorptionsfläche für die Nahrung vergrößern. Sie agieren wie ein Filter und verhindern, daß Giftstoffe vom Körper aufgenommen werden. Kleinere Nahrungspartikel wandern über das Venensystem durch die Darmwand zur Leber; dort werden die gewonnenen Stoffe weiterverarbeitet, bis sie dann schließlich dem Rest des Körpers zugeführt werden. Wenn der Dünndarm mit Giften überladen ist, so kann dies die Geschwindigkeit und Wirksamkeit des Verdauungssystems schädigen und die Aufnahme der Nahrungsstoffe beeinträchtigen. Ein verstopfter Dünndarm kann nicht alle seine physiologischen Funktionen erfüllen.

Eine Störung dieser Art ist die Zöliakose, eine Krankheit, die auf einer Allergie gegen Gluten beruht. Dies ist ein klebriges Protein, das in vielen Getreidekörnern, vor allem dem Weizen vorkommt. Diese Allergie führt zu einer Schädigung der Darminnenwand und der *villi*, und so kommt es zu ernsten Problemen mit der Nahrungsaufnahme, die im Verlust von Vitaminen und Mineralien resultieren. Damit geht dann oft auch noch Durchfall einher. Die wichtigsten Symptome sind: Übelkeit, übelriechender Stuhlgang, Aufgedunsenheit des Bauches, Schmerzen im ganzen Körper, Hautausschlag und Gewichtsverlust.

Die Qualität unseres Blutes hängt von unserer Ernährung und dem Funktionieren des Dünndarms ab. Da der Dünndarm Eisen aus der Nahrung aufnimmt, das den Transport des Sauerstoffs in alle Körperzellen unterstützt, so folgt daraus, daß bei niedrigem Eisenspiegel auch die Fähigkeit des Blutes, Sauerstoff zu transportieren, abfällt.

Die traditionelle chinesische Deutung

- Element: Feuer
- Partnerorgan: Herz
- Klima: Hitze
- Jahreszeit: Sommer
- Farbe: Rot

- Tageszeit: Ein Uhr mittags bis drei Uhr nachmittags
- Körpergewebe: Blutgefäße
- Klang der Stimme: Lachen
- Sinnesorgan: Zunge
- Reflektor: Gesichtsfarbe
- Geschmack: Bitter
- Emotion: Freude

Symptome des Ungleichgewichts

Emotional

Traurigkeit. Mentale Verwirrung. Mangel an Freude. Kritische und zynische Haltung. Naivität und Leichtgläubigkeit. Kopflastigkeit. Ehrgeiz, aber ohne die Fähigkeit, sich an Erfolgen zu freuen. Unfähigkeit, das Reine vom Unreinen zu trennen.

Physisch

Schwache Muskelspannung im Bauch. Schmerzen im Unterbauch, im Hals und den Schultern. Steifer Nacken und Doppelkinn. Abszesse im Mund und an der Oberlippe. Tennisellbogen, Bewegungsunfähigkeit der Schulter. Unfähigkeit, den Kopf um 180° zu drehen. Hörschwierigkeiten. Urinprobleme. Hämorrhoiden und Krampfadern. Zöliakose. Anämie.

In der chinesischen Medizin bestehen die beiden Hauptfunktionen des Dünndarms darin, die »Flüssigkeiten zu trennen« und das »Empfangen und Verwandeln« zu kontrollieren. Der Dünndarm empfängt Flüssigkeiten und Nahrungsstoffe vom Magen und verwandelt sie dann, indem er das »Reine« vom »Unreinen« trennt: Das sind die verwendbaren und unbrauchbaren Teile der Nahrung. Das »Unreine« wird zur Blase gesandt und dort als Urin ausgeschieden, während die »reinen« Teile zum Dickdarm gelangen, aber nicht zum Zweck der Ausscheidung, sondern vielmehr der Wiederaufnahme in das System. Deshalb hat der Dünndarm auch eine unmittelbare funktionale Beziehung zur Blase, und aus diesem Grund sind bei den »Symptomen des Ungleichgewichts« auch Urinprobleme genannt.

Der Dünndarm verwandelt die Nahrung in Koordination mit der Milz und den Nieren, hier ist seine Rolle jedoch untergeordnet.

Wenn die Energie des Dünndarms erschöpft ist, so kommt es oftmals zu Schwierigkeiten in der Aufnahme von Nahrungsstoffen und Unterernährung. Auch können sich Schwierigkeiten im unteren Teil des Rückens, vor allem in der *hara*-Gegend entwickeln. Diese Zone liegt zwischen dem Schambein und dem Nabel und gilt in den asiatischen Kulturen als Quelle von Vitalität und Gesundheit. Auch Hüften und Beine können von Müdigkeit betroffen sein. Eingeweidestörungen können auch zu Kopfschmerz und Migräne führen.

Wenn die Energie des Dünndarms jedoch zu stark ist, so kann dies zu morgendlicher Steifheit der Nackengegend führen. Aufgrund von schwachem Kreislauf in den unteren Körperorganen entsteht im *hara* Kälte. Kalte Hände und Füße sind ein weiteres häufig vorkommendes Symptom, ferner auch häufiges Wasserlassen und ein häufiger Wechsel zwischen Verstopfung und Durchfall.

ANLEITUNG ZUR SELBSTHILFE FÜR DEN DÜNNDARM

Chinesische Ernährungslehre

Nahrungsmittel für das Feuerelement

- Getreide: Mais
- Fleisch: Hammel
- Obst: Pflaume
- Gemüse: Grünes Blattgemüse

Ernährungsratschläge

1. Endiviensalat, Chicorée und Löwenzahn sind bitter und stimulieren damit die Funktion des Dünndarms.
2. Spargel sind ein wunderbares Nahrungsmittel für das Feuerelement. Sie wirken besonders reinigend, was man oft an dem starken Geruch des Urin nach dem Verzehr von Spargel bemerkt.

Das Feuerelement wird durch zu scharf gewürzte Nahrung, tierische Fette und Cholesterin im Blut beeinträchtigt. Die beiden letzteren Stoffe können die kleinen *villi* des Dünndarms verkleben, so daß die Nährstoffe nicht mehr richtig passieren können. In der Folge kommt es zu einer Unterernährung der umgebenden Körperzellen. Übertriebener Verzehr von heißen und stark gewürzten Speisen kann Hitze im Dünndarm erzeugen, während zuviel Rohkost im Gegensatz dazu Kälte verursacht.

Für den Dünndarm ist die Art der Ernährung von größter Bedeutung, da er die Nahrung durch ein Spektrum von

Ausscheidungen, darunter auch den Enzymen transformiert. Diese Sekrete werden hauptsächlich innerhalb dieses Organs erzeugt und sind auch nur dann vorhanden, wenn der Speiseplan harmonisch zusammengestellt ist und aus natürlich angebauten Nahrungsmitteln besteht. Wenn viele künstliche und kommerziell bearbeitete Produkte konsumiert werden, so kann die kostbare Darmflora zugrunde gehen. Um dem vorzubeugen, können Sie Ihrem Speisezettel rechtsdrehenden Naturjoghurt beifügen, der das nützliche Bakterium Acidophilus enthält.

Wenn der Dünndarm sehr verstopft ist, können Sie zwei oder drei Tage lang gekochten weißen Reis essen und jeden Bissen zwischen fünfzig und hundert Mal kauen. Auch mit Joghurt können Sie nachhelfen. Und wenn der Entgiftungsprozeß einmal begonnen hat, ist eine sanfte Massage in der Gegend des Dünndarms empehlenswert.

Im Kapitel über das Herz, S. 133 finden Sie weitere Informationen über die Nahrungsmittel für das Feuerelement.

Körperübungen

Die Dehnübung für die Meridiane von Herz und Dünndarm finden Sie im Kapitel über das Herz.

Heilende Berührung

Massage

Die Zone eines gesunden Dünndarms kann mit einer Handspanne bedeckt werden und sollte sich weich und gleichmäßig anfühlen. Wenn Sie leichten Druck ausüben, sollte sie sich sanft bewegen. Wenn der Dünndarm von Giften gefüllt ist, ist die Bauchdecke schlaff, und der Bauch erweitert. Einige Zonen sind verspannt, andere zu schlaff, und die gesamte Fläche fühlt sich uneben an, da sie mit Gas und Flüssigkeit gefüllt ist. Dieser Zustand kann nach unten drücken und die Blutzirkulation im Unterbauch beeinträchtigen, was zu Menstruationsstörungen, Krampfadern und Hämorrhoiden führt. Dieses überschüssige Gewicht drückt auf die Nerven in der Kreuzbeingegend und behindert so die Botschaften, welche die Nerven aus der Zone und den Organen des unteren Bauches empfangen sollten. Dadurch entsteht Muskelspannung im Rücken und in den Beinen, das Zwerchfell wird gedehnt, was zu einer Kontraktion der Muskeln rund um den Brustkorb führt. Dadurch kann wiederum Schleim in der Lunge entstehen, und das lymphatische System kann durch mangelnde Bewegung im Bauch geschwächt werden. Und auf diese Weise entsteht ein Teufelskreis aus Vergiftung und Spannung.

Die Massage des Dünndarms unterstützt die Auflösung von Stauungen und ermöglicht einen gleichmäßigen Energiefluß und damit eine verbesserte Verdauung und Ausscheidung.

Wenn sich der Bauch bei Berührung hart und schmerzhaft anfühlt, sollten Sie nur sanft daran arbeiten. Vielleicht spüren sie Knoten im Dünndarm: Dadurch kann Druck auf die Nerven entstehen, die aus dem Rückgrat hervorkommen, was wiederum zu schmerzhaften Verspannungen von Muskeln und Kontraktionen von Nerven, Lymph- und Blutgefäßen führen kann. Arbeiten Sie nicht unmittelbar auf diesen Knoten, sondern massieren Sie zuerst die ganze umgebende Zone; erst dann können Sie ein wenig mehr unmittelbaren Druck auf die verspannte Stelle ausüben.

Lange Arbeitsstunden am Schreibtisch, in denen Sie Ihre Augen übermäßig anstrengen, können die Meridiane von Herz und Dünndarm schwächen. Dies gilt auch für emotionalen Streß. Einer der besten Punkte, um zum Gleichgewicht zurückzukehren, ist Lenkergefäß 17. Dieser Punkt heißt in der chinesischen Tradition »Meer der Ruhe« und liegt auf der Mitte Ihres Brustbeins.

Oft reagiert dieser Punkt sensibel auf Berührung, massieren Sie also die Umgebung in kreisförmiger Bewegung mit den Fingerspitzen. Die Farbe des Feuerelementes ist zwar Rot, dennoch würde ich Ihnen raten, eher Rosa zu visualisieren, um Spannung und Unruhe in dieser Gegend zu lindern. Wenn Sie an diesem Punkt arbeiten, können Sie den Klang des Herzens »HO« von sich geben.

Um die Zirkulation in dieser Gegend zu unterstützen, ist die Atmung äußerst wichtig. Legen Sie die eine Hand auf den Nabel, die andere Hand auf die Brust. Atmen Sie sanft ein, füllen Sie Ihren Körper mit Luft wie einen Ballon und dehnen Sie Ihren Bauch wie bei einer schwangeren Frau. Wenn Sie richtig atmen, hebt sich die Hand auf dem Bauch, während die Hand auf der Brust ruhig bleibt. Halten Sie den Atem einige Augenblicke lang an, lassen Sie ihn dann wieder gleichmäßig und ruhig austreten und stellen Sie sich dabei vor, daß zugleich mit dieser Ausatmung alle Spannungen und Giftstoffe abgegeben werden.

Reflexologie

Der Reflexpunkt für den Dünndarm liegt auf beiden Füßen (s. Abb. 17). Sie können mit dem Daumen diagonal über diese Zone »wandern« oder aber in geraden Linien jeweils von der äußeren Kante des Fußes zur Innenseite hin.

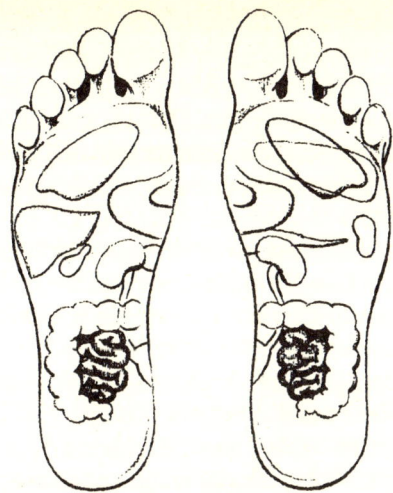

▲ Abb. 17: Reflexpunkte für den Dünndarm (dunkel hervorgehoben)

▼ Abb. 18: Der Dünndarmmeridian

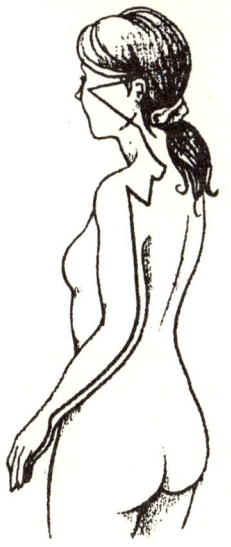

Der Dünndarmmeridian (s. Abb. 18) beginnt am äußeren Nagelrand des kleinen Fingers, läuft auf der Außenseite des Armes nach oben, über die Schulter und den Hals bis zu einem Punkt über dem Ohr.

Dünndarm 3

Die Massage dieses Punktes hilft wunderbar bei steifem Nacken, Hinterkopfschmerzen sowie bei Schmerzen entlang des Rückens und Rückgrats. Er wirkt intensiv auf Muskeln und Sehnen des Gouverneursgefäßes und des Blasenmeridians wie auch auf den Dünndarmmeridian ein. Er liegt auf der Handkante etwa eine Fingerbreite unter dem Beginn des kleinen Fingers. Halten Sie die Hand ausgestreckt und massieren Sie den Punkt mit dem Daumen der anderen Hand oder üben Sie etwa eine Minute lang festen Druck auf ihn aus (s. Abb. 19).

Abb. 19: Akupressurpunkt Dünndarm 3

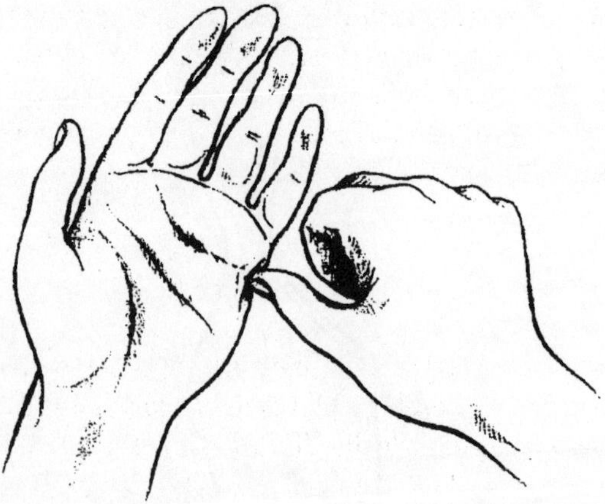

Dieser Punkt kann Feuchtigkeit ableiten, er reinigt das Bewußtsein, verleiht Ihnen die Möglichkeit, richtige Entscheidungen zu treffen und sich mit Schwierigkeiten im Leben zu konfrontieren.

Ätherische Öle

Bitterorange

Dieses Öl wirkt entspannend und krampflösend sowie tonifizierend. Es ist ideal bei aufgedunsenem Bauch und Schmerzen in dieser Region. Wenn man es einatmet, verleiht es ein Gefühl von übermütiger Freude. Intensitätsfaktor: Mittel

Schwarzer Pfeffer

Dieses Öl regt den Blutkreislauf an und stimuliert das Verdauungssystem, wenn es zu schlaff geworden ist. Es lindert Schmerzen und Krämpfe, strafft die Eingeweidemuskeln und unterstützt auf diese Weise die Verdauung von schweren Speisen. Intensitätsfaktor: Stark

Kamille

Dieses Öl besitzt entzündungswidrige Eigenschaften, löst Krämpfe und beseitigt Unbehaglichkeiten im Dünndarm. Deshalb ist es das ideale Öl für Zöliakose. Intensitätsfaktor: Stark

Zypresse

Dieses Öl löst Stauungen und führt Giftstoffe ab. Aufgrund seiner astringierenden Eigenschaften kann es die Venen straffen. Intensitätsfaktor: Mittel

Majoran

Dieses Öl löst Knoten im Dünndarm, lockert Muskelkrämpfe im unteren Teil des Rückens, intensiviert den Blutkreislauf und besänftigt und entspannt den Dünndarm. Intensitätsfaktor: Stark

Emotionen

Das Partnerorgan des Herzens ist der Dünndarm; und auf der psychologischen Ebene können Sie erkennen, wie eng diese Partnerschaft ist. Das Herz steuert unser gesamtes mentales Leben, der Dünndarm verleiht uns die Fähigkeit, klare Entscheidungen zu treffen und Urteile zu fällen.

In der asiatischen Medizin hat der Dünndarm die Funktion, sowohl Emotionen wie auch Nahrung zu verdauen und heißt auch »Gehirn des Bauches«. Der Dünndarmmeridian ist ein Gefäß, das auf allen Ebenen – der emotionalen, mentalen und spirituellen – Nahrung empfängt und assimiliert.

Wenn der Dünndarm unfähig ist, das »Reine« vom »Unreinen« zu unterscheiden, so entsteht gewöhnlich Verwirrung in unserem Bewußtsein. Es fällt uns schwer, klare Entscheidungen zu treffen und Situationen richtig zu beurteilen. Auf der physischen Ebene kann es sich in Hörproblemen äußern – dies ist die Unfähigkeit, Klänge zu unterscheiden. Auch die Gallenblase hat mit Entscheidungen zu tun, und wenn sie schwach ist, so führt dies zu einem Mangel an Mut und Überzeugung, um gefällte Entscheidungen auch durchzuführen. Wenn der Dünndarm dagegen schwach ist, wird die Entscheidung überhaupt erst gar nicht gefällt, da wir die Fähigkeit verlieren, Information zu sortieren und durch Gewichtung der verschiedenen Möglichkeiten zu einer vernünftigen Entscheidung zu gelangen. Vielleicht ist es eine der wichtigsten Funktionen im Leben, das zu erkennen, was wertvoll ist und es zu unserem Nutzen zu verwenden. Was ist rein, was ist unrein, und wo liegen unsere Prioritäten?

Wenn der Dünndarm nicht im Gleichgewicht ist, so wird die betreffende Person ambivalent und schafft es nicht, sich einer Karriere, einer Beziehung oder überhaupt irgendeiner Tätigkeit zu widmen, die sie befriedigt und ernährt. Dies kann auf lange Sicht zu Selbstzweifeln und Frustration führen, weil Begabungen vergeudet und Gelegenheiten versäumt werden. Die Emotionen können zwischen übertriebener Kritik, ja sogar Zynismus einerseits und Leichtgläubigkeit und Naivität andererseits schwanken. Solche Menschen denken auch zuviel und kontrollieren ihre Emotionen durch den Verstand. Die Folge davon ist, daß sie mitunter ein tiefes Gefühl von Traurigkeit und Freudlosigkeit in sich tragen. Wenn der Dünndarm von überschüssiger Energie erfüllt ist, so sind die betroffenen Menschen ruhelos, treiben sich selbst erbarmungslos zur Arbeit an, essen schnell, können sich überhaupt nicht entspannen und unterdrücken ihre Emotionen. Sie sind überaus ehrgeizig, aber es gelingt ihnen oftmals nicht, ihre Leistungen auch zu schätzen.

Der chinesischen Medizin zufolge äußern sich negative Emotionen durch die Kontraktion bestimmter Teile des Dünndarms. Ärger wirkt auf die rechte Seite des Dünndarms in der Nähe der Leber ein, Sorge auf die obere linke Seite in der Nähe der Milz, Ungeduld auf den oberen Teil, Traurigkeit auf die beiden Seiten und Angst auf die tiefer gelegenen Zonen.

Bachblüten

Cerato (Bleiwurz)

Für Menschen, die an ihrem eigenen Urteil zweifeln und glauben, daß sie keine gültige Entscheidung treffen können, ohne bei anderen nachzufragen.

Scleranthus (einjähriger Knäuel)

Für Menschen, die sich nicht entschließen können und leicht in einen Zustand der Verwirrung geraten. Solche Personen sind ununterbrochen am Schwanken – selbst ihre Stimmung wechselt oftmals zwischen Glück und Trauer. Diese Blütenessenz fördert die Klarheit der Gedanken und öffnet uns den Weg zu unserer natürlichen Weisheit, damit wir unseren eigenen Weg finden.

Vervain (Eisenkraut)

Für Menschen mit zuviel Energie im Dünndarm, die von rastlosem Ehrgeiz getrieben sind und sich überarbeiten, sodaß sie sich weder entspannen, noch ihre Leistungen genießen können.

Wild Oat (Waldtrespe)

Für Menschen, die nicht imstande sind, sich für eine Karriere, Beziehung oder sonstige Tätigkeit zu entscheiden. Dies
sind oft Menschen, denen viele Möglichkeiten zur Verfügung stehen, die aber nicht wissen, welchem Weg sie folgen
sollen.

Affirmationen

- Mein Dünndarm absorbiert voller Freude all die
  Nährstoffe, die ich brauche, um meinen Körper gesund zu erhalten.
- Ich bin fähig, Nahrung auf jeder Ebene meines Seins
  zu assimilieren.
- Mein Denken ist auf allen Ebenen klar, weise und
  entschlossen.

Im Kapitel über das Herz, S. 150 finden Sie weitere Affirmationen.

Meditation für das Feuerelement

Siehe das Kapitel über das Herz, S. 151.

3. Das Wasserelement

Organpaar

Nieren und Blase gehören zusammen – dies ist wahrscheinlich die offensichtlichste von all diesen Beziehungen zwischen Organen. Sowohl im westlichen wie auch im asiatischen Denken sind Nieren und Blase strukturell *und* funktional miteinander verbunden. Sie sind gewissermaßen die Schleuse des Körpers, da die Blase den Urin, der von den Nieren ausgeschieden wird, sammelt und solange aufbewahrt, bis er den Körper verläßt. Auf diese Weise wird der Fluß des Wassers im Körper reguliert.

Klima

Das Wasserelement wird mit dem Norden und der Kälte assoziiert. Niedrige Temperaturen und feuchte Umweltbedingungen können viele Symptome, die zu diesem Element gehören, verschlimmern, ja sogar verursachen. Die Nierenenergie kann – wie übrigens auch die der Lungen – verletzlicher für Kälte sein, wenn wir im Sommer nicht gut für uns gesorgt haben. Menschen mit einem schwachen Wasserelement hassen im allgemeinen den Winter und empfinden echte Kälte. Es ist wichtig, in diesen Monaten die richtige Kleidung zu tragen und den Körper warm zu halten. Heizen Sie Ihre Wohnung und achten Sie darauf, daß ein plötzlicher Übergang zu extremer Kälte das System erschöpft. Sinnvoll ist es auch, die Nierengegend zu schützen: Binden Sie einen Schal um Ihre Taille, das wirkt Wunder für Ihre Körperenergie im Winter und kann Ihr Nieren-»Feuer« schützen.

Jahreszeit

Winter. Personen mit einem Wasserungleichgewicht erleben oft eine Verschlechterung der Symptome bei kaltem Wetter oder verspüren eine tiefe Abneigung gegen den Winter. Dies ist die Zeit, um Energie zu speichern, und das ist genauso wichtig, wie richtige Ernährung, Wärme und Ruhe. Der Winter ist eine Zeit der Konsolidierung und der Einkehr: Man hat nun die Zeit, über das vergangene Jahr nachzudenken und zu beurteilen, ob Ziele erreicht und Lektionen gelernt wurden.

Farbe

Dunkelblau, Schwarz oder Schwarzblau. Personen, die Blau bevorzugen und tragen oder umgekehrt eine starke Abneigung dagegen verspüren, haben oft ein Ungleichgewicht im Wasserelement. Auch im Gesicht findet man oft blauschwarze Schatten, vor allem unter den Augen. Dies ist die Zone im Gesicht, die den Nieren entspricht. Auch aufgedunsene Augensäcke sind ein Symptom der Nierenstörung.

Tageszeit

Drei Uhr bis fünf Uhr nachmittags (Blase). Zu dieser Zeit sind Personen mit einem Ungleichgewicht des Wasserelements oftmals besonders unruhig, müde oder reizbar. Wenn dies umgekehrt jedoch die beste Tageszeit ist, so verweist auch dies auf ein kleines Ungleichgewicht, nämlich ein Überschuß der Blasenenergie. Wenn Sie das starke Bedürfnis zum Wasserlassen während dieser Zeit verspüren, so sagt der Körper damit, daß er die Abfallstoffe des Tages abgeben möchte. Die Zeit für die Nieren liegt zwischen fünf Uhr nachmittags und sieben Uhr abends. Zu dieser Zeit kann die Energie am tiefsten sinken, so daß sich Gefühle von Erschöpfung und Lethargie einstellen. Wenn die Nieren schwach sind, so ist dies eine gute Tageszeit, um zu ruhen oder zu meditieren.

Körpergewebe

Die Nieren sind für Knochen und Mark zuständig. Dies bedeutet, daß alle Knochen einschließlich der Wirbelsäule, der Zähne und des Schädels durch die Energie, die vom Wasserelement zu Ihnen kommt, stark und fest werden. Eine schwache Nierenenergie kann sich in weichen oder brüchigen Knochen, schwachen Beinen und Knien und Steifheit der Wirbelsäule äußern. Denn sowohl die Entwicklung wie auch die Regeneration der Knochensubstanz hängen von der Gesundheit der Nieren ab. Das Mark, die Gehirnsubstanz, die auch »Meer aus Mark« heißt und das Rückenmark gehören ebenfalls zu den Knochen.

Klang der Stimme

Klagend. Bei einem Ungleichgewicht im Wasserelement fühlt sich die betroffene Person gezwungen, sich ständig auch über kleine Probleme des Lebens zu beklagen, zu stöhnen und zu seufzen. Diese Gefühle sind auch im Klang der Stimme hörbar.

Sinnesorgan

Das Ohr. Bei schwacher Nierenenergie kommt es oftmals zu Hörproblemen.

Reflektor

Die äußere Erscheinungsform des Wasserelementes ist das Haar. Glänzendes, gesundes Haar zeigt uns, daß die Nierenenergie stark ist. Wenn das Haar dagegen trocken oder an den Enden gespalten ist, wenn es stumpf aussieht, zu früh grau wird oder auszufallen beginnt, so verweist dies auf eine schwache Nierenenergie.

Symptome des Ungleichgewichts

Schlüsselworte für das Wasserelement sind Strömen und Fließen. In unserem Körpergeist-Organismus gibt es viele Symptome eines Wasserungleichgewichts, das heißt einer unzureichenden Nierenfunktion. Dazu gehören: Trockenheit und Durst, Überschuß oder Mangel an Schweiß, Schwierigkeiten beim Wasserlassen, das Gefühl von der Wucht der Situation überwältigt zu werden, Mangel an sexuellen Säften, Aufgedunsenheit und Schwellungen, Lymphstauungen und Tränenergüsse. Dies alles zeigt, daß die Nieren nicht ausreichend funktionieren.

Da sie auch das Gehirn und das Kurzzeitgedächtnis im alltäglichen Leben ernähren, können bei unzureichender Nierenenergie Gedächtnisschwund und Lernschwierigkeiten auftreten, vor allem wenn das Gehirn bei zunehmenden Alter nicht genügend genährt wird. Wenn die Erzeugung von Knochenmark auf irgendeine Weise gestört ist, dann kann dies zu Blutmangel, verschwommener Vision, Schwerhörigkeit und Ohrensausen (Tinnitus) führen. Die Zone des unteren Rückens gilt in der traditionellen chinesischen Medizin als »Palast der Nieren« und deshalb kann ein Mangel an Nierenenergie zu Schmerzen in dieser Gegend und in den Beinen führen.

Genauso wie die Blase gehören auch das Blut und die Lymphflüssigkeit zum Wasserelement, ferner auch die Urinfunktion, der Schweiß, der Speichel und die Tränen. Denn dies alles sind Flüssigkeiten, die durch den Körper wandern.

Die Blase

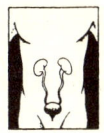

Die Blase ist ein hohler Muskelsack, der sich im Unterbauch befindet und mit den Nieren durch die Urethra verbunden ist.

Die westliche Funktion

Das Urinsystem, das aus Nieren, Urethra und Blase besteht, ist ein wichtiges Ausscheidungsorgan. Die Blase hat die Aufgabe, den Urin, der aus den Nieren ausgeschieden wird, zu speichern und seinen Abfluß zu kontrollieren. Aufgrund ihrer elastischen Muskelfasern kann sich die Blase ohne weiteres ausdehnen und kontrahieren und bis zu 750 ml Flüssigkeit fassen. Wenn sich der Urin in ihr ansammelt, so baut sie Druck auf, bis man das Bedürfnis hat, zur Toilette zu gehen.

Die traditionelle chinesische Deutung

- Element: Wasser
- Partnerorgan: Nieren
- Klima: Kalt

- Jahreszeit: Winter
- Farbe: Schwarzblau
- Tageszeit: Drei Uhr bis fünf Uhr nachmittags
- Körpergewebe: Knochen und Mark
- Klang der Stimme: Klagend
- Sinnesorgan: Ohren
- Reflektor: Kopfhaar
- Geschmack: Salzig
- Emotion: Furcht

Symptome des Ungleichgewichts

Emotional

Panzerung, emotionale Belastung. Klagen, Stöhnen. Starke Sensibilität. Angst, von Gefühlen überwältigt und weggespült zu werden. Mangelnder Fluß in Gedankenprozessen und Emotionen. Weinanfälle. Tiefe Depression. Angst. Mißtrauen.

Physisch

Schwache Funktion und Kontrolle über die Blase. Muskelspannungen am Rückgrat entlang. Verspannungen auf der Rückseite der Beine und Hüften. Kältezonen am Rückgrat und Gesäß. Dumpfes, pochendes Kopfweh. Schwacher Kreislauf. Ischias und Hexenschuß. Blasenentzündung. Bleicher Urin in großen Mengen oder dunkler Urin in spärlicher Quantität. Mangel an Schweiß, Trockenheit und Durst. Steifheit der kleinen Zehe. Krämpfe und Schmerzen in den Waden. Nasenbluten. Kopfschmerzen im hinteren und oberen Teil des Kopfes.

Die Blase ist eines der empfindlichsten Organe in unserem Körper. Sie reagiert nicht nur auf physische Reize, sondern auch auf unsere Emotionen. Angst und Schrecken (Emotionen, die in der chinesischen Medizin auf das Wasserelement einwirken), aber auch Kältegefühle oder auf kalten Fußböden barfuß zu stehen, kann den Drang zum Harnlassen stimulieren. Jeder, der es einmal erlebt hat, kann bestätigen, daß man bei Blaseninfektionen andauernd Wasser lassen muß, obwohl das bißchen Urin, das dabei abgeht, kaum Befriedigung zurückläßt!

Die Blase ist ein wichtiges Entgiftungs- und Ausscheidungs-Organ; die Nieren liefern das nötige *chi* zur Unterstützung der Blasenfunktion. Wenn zu wenig Nieren-*chi* vorhanden ist, kann es zu Urinretention oder Schwierigkeiten beim Harnlassen kommen. Wenn die Blase nicht im Gleichgewicht ist, kann jeglicher Aspekt des Flüssigen in unserem Körper und Geist fehllaufen, denn Fluidität und freier Fluß sind die Schlüsselbegriffe des Wasserelements. Trockenheit in den Gelenken und im ganzen Körper, Durst, häufiges oder zu seltenes Harnlassen, überschüssiges oder mangelndes Schwitzen, Behinderung des freien Flusses in Gedankenprozessen und Emotionen sowie Gefühle und Ängste, vom Leben überwältigt und überspült zu werden, können dann entstehen. Anpassungsfähigkeit ist ein Schlüsselbegriff der Blasentätigkeit, und zwar auf allen Ebenen von Bewußtsein, Körper und Geist. Wenn die Blase nicht richtig funktioniert, ist auch das übrige Organsystem höchst belastet. In der chinesischen Medizin heißt es, daß übertriebene Sexualtätigkeit die Nierenenergie erschöpft, und da die Blase mit den Nieren zu tun hat, kann dies auch das Auftreten der »Flitterwochen-Zystitis« erklären.

ANLEITUNG ZUR SELBSTHILFE
FÜR DIE BLASE

Chinesische Ernährungslehre

Nahrungsmittel für das Wasserelement

- Getreide: Bohnen und Erbsen
- Fleisch: Schwein
- Obst: Datteln
- Gemüse: Meeresgemüse

Weitere Nahrungsmittel zur Stärkung des Wasserelementes:

- Nierenbohnen und Adukibohnen
- Gerste und Buchweizen
- Meeresgemüse wie Kombu-, Wakame-, Nori-Algen.

Im Kapitel über die Nieren finden Sie darüber weitere Informationen.

Da der Geschmack für das Wasserelement salzig ist, verwenden die Chinesen oft eine kleine Prise Salz in ihren Kräuterarzneien, um sie auf diese Weise in die Nieren- und Blasen-Zone zu lenken.

Wenn Sie ein häufiges Bedürfnis zum Harnlassen, verbunden mit Brennen, Schmerz und gelegentlichem Blut im Urin verspüren, dann leiden Sie mit großer Wahrscheinlichkeit unter einer Blaseninfektion. Zystitis und ähnliche Blaseninfektionen quälen Frauen heute häufiger als irgendein anderes Gesundheitsproblem (mit Ausnahme von Erkältungen) und werden meist von Bakterien in Urethra und Blase erzeugt.

Empfehlungen zur Heilung von Zystitis:

1. Vermeiden Sie Zucker und Süßigkeiten!
2. Trinken Sie viel Wasser, da die Konzentration der Bakterien im Urin dadurch verdünnt wird.
3. Heidelbeersaft (etwa 480 ml pro Tag) enthält Bestandteile, die infektiöse Bakterien daran hindern, sich an die Zellen des Harntraktes und der Blase festzusetzen. Lesen Sie aber genau die Etiketten, da manche dieser Säfte einen hohen Zuckeranteil haben, der wie gesagt dem erwünschten Ziel zuwiderläuft. Sie können auch tiefgekühlte und pulverisierte Heidelbeeren in Verbindung mit dem Acidophilus kaufen, diese Mischung ist äußerst wirksam und kann auch vorbeugend eingesetzt werden. Aber am besten ist es natürlich soweit möglich, die frische Frucht zu verwenden.
4. Meiden Sie Koffein und reduzieren Sie auch den Verzehr von Schokolade, denn sie enthält Zucker und Koffein! Dasselbe gilt auch für Tee und Coca Cola!

Wenn Sie Schwierigkeiten mit dem Harnlassen haben, so versuchen Sie es einmal mit den folgenden Methoden!

1. Gegen Infektionen des Harntraktes sind Zwiebeln und Knoblauch sowie Apfelessig hilfreich. Pürieren und dämpfen Sie Zwiebeln und legen Sie sie dann als heiße Kompresse auf den Bauch unterhalb des Nabels.
2. Auch Brokkoli und Sauerkrautsuppe sind heilsam. Suppen oder Brühen aus Aduki-Bohnen, Sellerie, Karotten, Kartoffelschalen und Spargel befreien die Blasengegend von Feuchtigkeit und Hitze.
3. Essen Sie Erbsen und Spinat!

4. Nieren-Bohnen reinigen den Körper und sind hervorragende Diurethika (harntreibende Mittel). Bei Schwellungen und Wasseransammlungen, die auf Nierenstörungen beruhen, können Sie eine starke Suppe aus 50 g Bohnen in 1,2 l Wasser kochen, das während des Kochvorganges bis auf 240 ml reduziert wird. Achten Sie immer darauf, daß die Bohnen gründlich gargekocht sind.

Heilende Kräuter und Gewürze

1. Brennesseltee hilft bei Blaseninfektionen. Auch Beerentraube (Uva Ursi) ist heilsam bei Zystitis und kann als Tee getrunken werden.
2. Wenn Sie zerstoßene Wassermelonenkerne als Tee aufbrühen, so wird daraus ein Heilmittel für die Blase.

Körperübungen

Bei der Dehnübung für den Blasen- und Nierenmeridian (s. Abb. 20) geht es hauptsächlich um die Muskeln auf der Rückseite der Schenkel. Sie sitzen mit ausgestreckten Beinen auf dem Boden, strecken die Knie aber nicht durch, sondern halten sie locker und durchlässig. Der untere Rücken ist gerade, und nun strecken Sie sich sanft nach vorne, um mit den Händen Ihre Zehen zu berühren. Wenn dies nicht gelingt, so können Sie zumindest Ihre Knie oder Ihre Fußgelenke erreichen. Entspannen Sie sich in dieser Position und atmen Sie sanft und tief. Stellen Sie sich vor, daß mit jedem Atemzug Energie an Ihrem Körper bis zur Rückseite Ihrer Schenkel hinabwandert, die Muskel entspannt und eine noch tiefere Dehnung zuläßt.

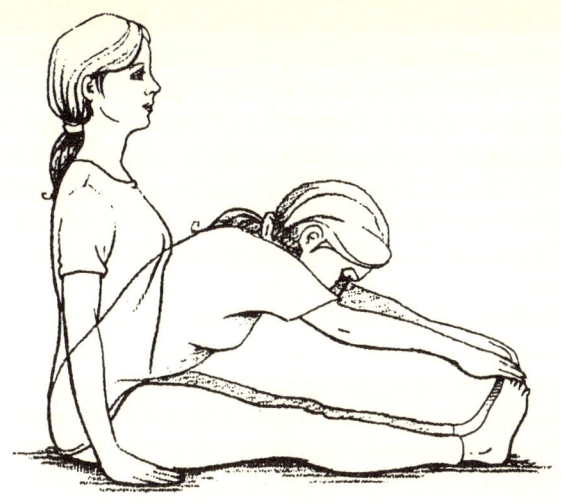

Abb. 20: Die Nieren-Blase-Dehnung

Es kann viele Wochen und Monate dauern, bis Ihnen dies gelingt. Arbeiten Sie immer in Ihrem eigenen Rhythmus! Außerdem sollten Sie etwa zehn Minuten vor den Dehnübungen auch Aufwärmübungen vollziehen. Nehmen Sie an einem Yogakurs teil, dort erhalten Sie persönliche Anleitung.

Heilende Berührung

Massage

Wenn man zu lange steht, so schädigt dies den Meridian von Blase und Niere und es kommt zu Müdigkeit und Schmerzen im Kreuz. In der traditionellen chinesischen Medizin gilt

Blase 23 als einer der besten Punkte, um Müdigkeit der Nierenzone zu beheben. Lassen Sie den Nierenklang WU ertönen und visualisieren Sie die Farbe Dunkelblau, während Sie gleichzeitig diese Punkte auf beiden Seiten der Wirbelsäule, etwa in Höhe der Taille, massieren (s. Abb. 23, S.183).

Reflexologie

Der Reflexpunkt für die Blase liegt auf der Innenseite beider Füße in der Nähe der Ferse. Folgen Sie der Sehne zwischen Ferse und Fußballen (die Reflexzone für den Harnleiter), bis Sie den Nierenpunkt erreichen. Massieren Sie diese Zone sanft, indem Sie Ihren Daumen von der Blase zur Niere wandern lassen, um dabei etwaige Ablagerungen zu erspüren.

Abb. 21: Reflexpunkte für die Blase (dunkel hervorgehoben)

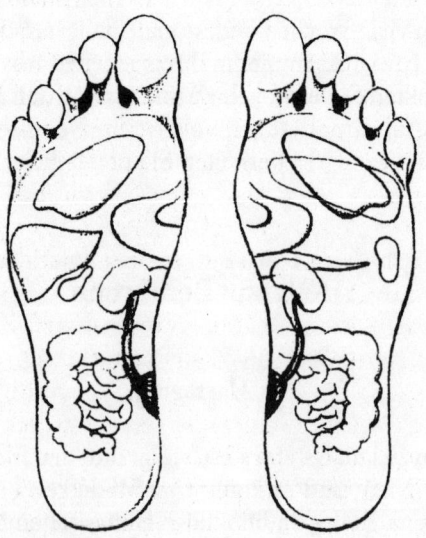

Akupressur

Akupressur wird oft eingesetzt, um die Nieren- und Blasenfunktion zu verbessern und zu bewahren. Regelmäßige Behandlung kann sich sehr unterstützend auf diese Organe auswirken. Zwar sieht es so aus, als ob die Blase eine relativ einfache Aufgabe erfüllt, aber die Punkte auf dem zu ihr gehörigen Meridian sind mit jedem Organ und Körperteil verbunden und beeinflussen auch alle anderen Meridiane. Kopf, Hals, Schultern, Rücken, Gesäß, die Rückseite der Schenkel und der Ober- und Unterschenkel werden alle von diesem Meridian berührt.

Blase 1 liegt beidseitig auf dem inneren Augenwinkel, und dann steigt der Meridian vertikal über die Stirn auf und wandert über den Kopf und den Nacken bis zum oberen Rücken, wo er sich in zwei parallele Linien aufspaltet: Die eine verläuft zweieinhalb Zentimeter von der Wirbelsäule entfernt, die andere fünf Zentimeter. Diese parallelen Linien laufen dann über den Rücken, durch die Nieren- und Blasengegend in den Lenden, dann weiter nach unten auf der Rückseite des Schenkels, wo die beiden Linien sich hinter dem Knie vereinen. Dann läuft der nunmehr vereinte Meridian an der Wade entlang nach unten und schließlich auf der Außenseite des Fußes bis zum Zehennagel der kleinen Zehe (s. Abb. 22).

Es ist sehr heilsam, jenen Teil des Blasenmeridians zu stimulieren, der sich über den Rücken zieht. Dies kann durch einen Partner geschehen, der auf den beiden Kanälen nach oben und nach unten massiert und dabei darauf achtet, wo die Spannungen liegen. Sie können aber auch zwei Tennisbälle in einen Socken stecken, den Sie dann zuknüpfen. Auf dem Rücken liegend rollen Sie dann diese Bälle, die nun symmetrisch etwa zweieinhalb bis fünf Zentimeter vom Rückgrat entfernt sind, sanft auf einem kleinen Teil des Rückens auf und ab.

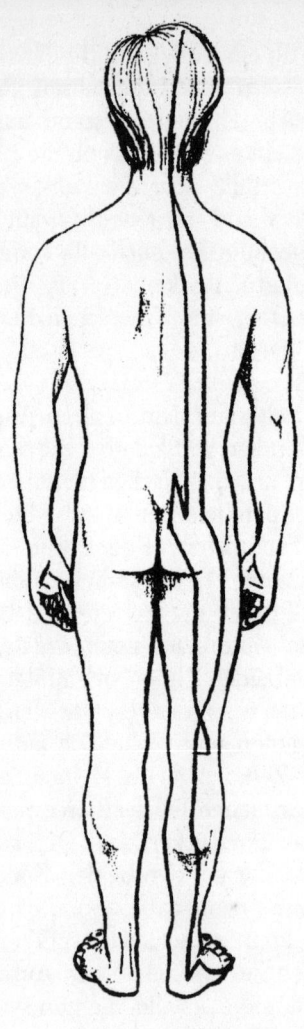

Abb. 22: Der Blasenmeridian

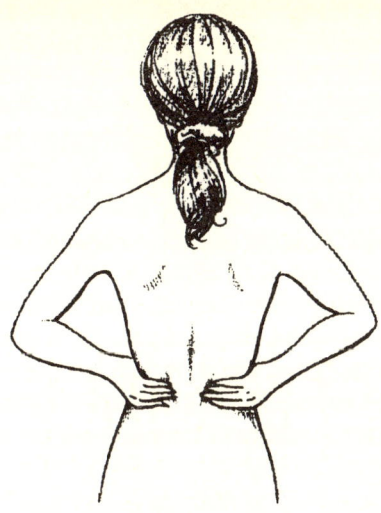

Abb. 23: Blase 23

Ein wichtiger Punkt zur Stärkung von Nieren und Blase sowie zur Erhöhung des Energieniveaus: Legen Sie die Daumen beidseitig auf die Taille, dann können Sie den Punkt mit den Mittelfingern auf beiden Seiten der Wirbelsäule lokalisieren (s. Abb. 23). Sie können aber auch mit dem Rücken der geballten Faust über diese Fläche streichen, um diese Zone zu stimulieren.

Ätherische Öle

Bergamotte

Dieses Öl desinfiziert das Harnsystem und heilt Entzündungen und Infektionen. Es verhindert die Ausbreitung von In-

fektionen des Harnleiters zur Blase. Bei starker Sonnenbe-
strahlung sollte es nicht auf die Haut aufgetragen werden.
Intensitätsfaktor: Mittel

Zeder

Dieses Öl hilft bei urogenitalen Infektionen, die durch kalte
oder feuchte Umweltbedingungen ausgelöst worden sind.
Zeder ist leicht harntreibend, und kann deshalb den
Schmerz und die Unbehaglichkeit lindern und besänftigen,
von denen die Zystitis so oft begleitet ist. Zeder verleiht besondere Widerstandsfähigkeit in Krisenzeiten, sie zentriert
und unterstützt Meditation. Intensitätsfaktor: Schwach

Geranie

Dies ist eines der besten Öle für Menschen, die dazu neigen,
sich zu verschließen, sich zu panzern – eines der Symptome
eines Blasenungleichgewichts. Geranie löst auf sanfte Weise
die Barrieren, die wir manchmal rings um uns aufbauen, sie
bahnt den Weg für emotionale Einfühlsamkeit, hilft uns, die
Empfänglichkeit und Weichheit zu entwickeln, gleichzeitig
aber auch unser verletzliches inneres Selbst zu beschützen.
Sie wirkt gegen Entzündungen, ist hilfreich bei Zystitis und
regt die Ausscheidung von überschüssiger Flüssigkeit an. Intensitätsfaktor: Stark

Wacholder

Eines der stärksten harntreibenden Öle. Wacholder reinigt
und entgiftet, er hat infektionswidrige Eigenschaften, die ihn

ideal für die Reinigung des Körpers, die Behandlung der Zystitis und anderer Infektionen der Harnwege machen. Wenn man ihn allerdings zu lange verwendet, so kann man damit die Nieren überstimulieren: Verwenden Sie ihn maßvoll und immer nur kürzere Zeit. Wacholder verleiht jenen Menschen emotionale Stärke und inneres Vertrauen, die sich aufgrund von psychologischen Ängsten und Unsicherheiten isoliert haben. Intensitätsfaktor: Mittel

Sandelholz

Dies ist ein starkes Antiseptikum, wirkt aber dennoch mild und sanft auf den gesamten Organismus. Sandelholz lindert die Unbehaglichkeit, die durch den Entzündigungscharakter der Zystitis entsteht. Es tröstet und beruhigt auf emotionaler Ebene. Intensitätsfaktor: Schwach

Auch mit den ätherischen Ölen von Kamille, Pinie, Petersilie und Knoblauch kann man Entzündungen von Harnleiter und Blase behandeln. Die Öle des Teebaums, der Myrrhe und des Lavendels wiederum helfen bei Pilzinfektionen.

Emotionen

Gefühlspanzerung ist mit der Blase verbunden und kann sich auf verschiedenen Ebenen manifestieren, die sich dann wiederum in verschiedenen Muskelzonen widerspiegeln. Zu den wichtigsten äußeren Muskeln des Rhythmus gehören der Trapezmuskel, der Latissimus Torsi und der Gluteus Maximus; wichtigere tiefliegende Muskeln sind der Spinalis und Sakrospinalis. Diese Muskeln sind sehr häufig verspannt, und diese Verspannung geht meistens auch mit großer emotionaler Belastung einher.

Wie die Nieren, so wird auch die Blase durch Angst beeinflußt. Personen, die zu tiefer Depression neigen und unfähig sind, mit ihrer Lebenssituation oder mit Veränderungen zurechtzukommen, haben oft ein Ungleichgewicht in der Energie der Blase. Das gilt vor allem für Kinder, bei denen Unsicherheiten und Ängste zum Bettnässen führen können. Bei Erwachsenen jedoch sind Blasenstörungen manchmal mit Gefühlen von Argwohn und Eifersucht verbunden, die sich schon über längere Zeit hingezogen haben.

Bachblüten

Rockwater (Wasser aus heilkräftigen Quellen)

Dies ist die Blütenessenz für Menschen, die in ihrem Verhältnis zum Leben zu starr und streng sind und dabei oftmals so hart zu sich selbst sind, daß sie nicht einmal die einfachsten Vergnügungen des Lebens kennen lernen und nie wirklich zu ihren inneren Bedürfnissen vordringen. Dies kann zu Starrheit im ganzen Körper und in den Muskeln führen, vor allem jenen, die auf beiden Seiten des Rückgrats verlaufen. Diese Essenz kann Eigenschaften wie Sanftheit, Anpassungsfähigkeit und Geschmeidigkeit im Leben verleihen.

Wine (Weinrebe)

Diese Essenz ist für sehr unflexible und von sich selbst überzeugte Menschen mit eisernem Willen und dem Bedürfnis, andere zu dominieren geeignet. Charakterzüge dieser Art können zu extremer Steifheit des Körpers führen, vor allem im Rücken, wo der Blasenmeridian verläuft. Die Weinrebe ermöglicht solchen Persönlichkeiten, tatsächlich hervorzustechen und das Beste aus ihren natürlichen Führungsqualitäten zu machen, hilft aber gleichzeitig, ihr starres Wesen etwas aufzuweichen.

Weitere Blütenessenzen für das Wasserelement finden Sie im Kapitel über die Nieren, S. 208-209.

Affirmationen

- Meine Blase gibt alle flüssigen Abfallstoffe ab.
- Ich bin anpassungsfähig und fühle mich imstande, mich selbst für den Fluß des Lebens zu öffnen.
- Ich nehme ein heilendes dunkelblaues Licht in mich auf und fühle, wie es meine Blase reinigt und heilt.
- Ich bin angstlos.

Weitere Affirmationen für das Wasserelement finden Sie im Kapitel über die Nieren, S. 210.

Meditation für das Wasserelement

Machen Sie sich zunächst mit dem Verlauf der Meridiane für Blase und Nieren vertraut. Beide verlaufen auf beiden Körperseiten, bei dieser Meditation konzentrieren Sie sich jedoch auf die Meridianpunkte nur einer Körperseite. Wenn Sie die Meditation auf Band aufnehmen, so sollten Sie deutlich und langsam in sanftem Ton und mit sanfter Stimme lesen.

Wählen Sie einen ruhigen Platz, entspannen, entkrampfen Sie sich. Schließen Sie Ihre Augen. Richten Sie Ihre Aufmerksamkeit auf die Atmung, und wenn sie allmählich tiefer wird, können Sie alle Gedanken loslassen, die Ihnen durch den Kopf gehen – wie Wolken im Himmel. Praktizieren Sie einige Minuten lang die Atemübung aus dem Kapitel über die Lunge.

Wassermeditation

Stellen Sie sich vor: Sie sitzen bequem in einem großen, alten Lehnsessel, in einem Raum, der nur durch das warme Licht eines Feuers erleuchtet ist. Die Glut leuchtet orangerot, und die züngelnden Flammen erzeugen magische Muster. Draußen ist es kalt, ein frostklirrender Winterabend; die kahlen Äste der Bäume mit ihrer Decke aus Schnee zeichnen sich gegen den dunkelblauen Himmel ab. Der Boden ist hart und gefroren, alles ist still und ruhig. Sie lassen Ihre Augen wieder zum Feuer zurückwandern, Sie sind erleichtert über die Wärme und folgen den Bildern von geheimnisvollen Höhlen, die zur Erforschung einladen und zum Licht führen. Die Zeit des Winters zieht den Geist nach innen und festigt Ihre Energie; es ist eine Phase, in der alle dunklen Ängste in Gefühle der Hoffnung und Erwartung einer strahlenden Zukunft verwandelt werden, die mit dem Frühling einhergeht. Nehmen Sie bewußt die tiefe Wärme und den Glanz des Feuers in sich auf und stellen Sie sich vor, daß Sie den unteren Teil des Rückens und des Bauches mit dieser Wärme erfüllen können. Fühlen Sie, wie sie sich ausbreitet und bis zu den Nieren fließt. Intensivieren Sie die Wärme und seien Sie sich bewußt, daß sie Ihr Nieren-*chi* unterstützt und regeneriert. Lassen Sie diese Wärme dann zu Ihren Knien und Füßen hinabfließen und empfinden Sie das tiefe Leuchten, das mit dieser Energie verbunden ist.

Richten Sie Ihre Energie nun auf die Unterseite des Fußes, wo der Nierenmeridian beginnt. Intensivieren Sie das *chi* in Niere 1 auf der Fußsohle, senden Sie es im Inneren Ihres Beines bis zum Nabel nach oben, konzentrieren Sie es dort und empfinden Sie, wie es diese ganze Körpergegend einschließlich der Nieren mit Wärme und heilender Energie erfüllt. Lassen Sie das *chi* dann zu einem Punkt unmittelbar unterhalb des Schlüsselbeins wandern. Dort endet der Meridian. Bringen Sie das *chi* dann als nächstes zum inneren Augenwinkel, jener Stelle, an der der Blasenmeridian beginnt. Fühlen Sie, wie das *chi* oben über Ihren Kopf und nach hinten den Hals hinab läuft, sehen Sie, wie es sich in zwei parallele Kanäle aufteilt, die auf beiden Seiten der Wirbelsäule nach unten laufen. Stellen Sie sich vor, daß die heilende Energie jegliches Hemmnis, alle Starrheiten entfernt, die sich im Rücken befinden. Lassen Sie das *chi* dann weiter auf der Rückseite der Beine durch die Knie und schließlich bis zum Ende des Meridians an den kleinen Zehen hinabfließen.

Fühlen Sie, wie Ihre Energie stärker wird, beginnen Sie dann Finger und Zehen zu bewegen, fühlen Sie sich verjüngt und regeneriert ... und öffnen Sie im eigenen Zeitmaß die Augen und strecken Sie den Körper aus.

Die Nieren

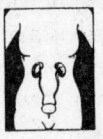

Die Nieren liegen am Rücken über der Taille paarförmig auf beiden Seiten der Wirbelsäule und haben eine Form, die an das Ohr erinnert.

Die westliche Funktion

Der westlichen Physiologie zufolge besteht die Hauptfunktion der Nieren darin, Blut und Körperflüssigkeiten zu filtern. Ein großer Teil der Abfallprodukte des Körpers werden durch die Nieren ausgeschieden, da sie dabei helfen, Gift aus der Leber zu entfernen. Ein hoher Giftspiegel innerhalb des Körpers setzt die Nieren unter Druck.

Der westlichen Medizin zufolge können ernste Störungen der Nieren zu Blasenentzündung und ähnlichen Störungen, bei Männern sogar zu Prostataproblemen führen. Wenn die Nieren den Körper nicht ausreichend reinigen können, wenn also zuviel Gift im Körper vorhanden ist, so kommt es vor, daß Kalzium und andere Nebenprodukte in den Nieren und anderen lebenswichtigen Organen abgelagert werden und dort unter Umständen zu Arteriosklerose, Zelldegeneration und Nierensteinen beitragen können. Es gilt auch die Meinung, daß sich Nierensteine entwickeln können, wenn der Feuchtigkeitsspiegel im Körper zu niedrig ist. Aus diesem Grund wird empfohlen, daß man jeden Tag mehrere Gläser reinen Wassers trinkt.

Herz und Nieren sind eng miteinander verbunden, da die Nieren den Abfall aus dem Blut herausfiltern, und das auf diese Weise gereinigte Blut zum Herz zurückkehrt, um von neuem im Körper zu zirkulieren. Etwa fünf Liter Flüssigkeit fließen pro Stunde durch die Nieren und werden dort in Nahrungsbestandteile aufgespalten. Ein Übermaß an Salz in der Ernährung kann zu hohem Blutdruck beitragen, insofern haben die Nieren auch mit dem Blutdruck zu tun.

Sie stehen auch mit den Adrenalindrüsen in Verbindung, die oben beiderseits auf jeder Niere liegen. Der medizinische Ausdruck »Adrenalin« leitet sich vom lateinischen Wort für Nieren, nämlich »reni« ab. Adrenalin ist ein Hormon, das in Situationen von Streß und Gefahr freigesetzt wird. Da Allergien heute im Zunehmen sind, und das tägliche Leben immer mehr von Streß belastet ist, sind Nieren und Adrenalindrüsen oftmals überarbeitet, was zu einer Vielfalt von Symptomen einschließlich Erschöpfung führt.

Die traditionelle chinesische Deutung

- Element: Wasser
- Partnerorgan: Blase
- Klima: Kalt
- Jahreszeit: Winter
- Farbe: Schwarzblau
- Tageszeit: Fünf Uhr bis sieben Uhr abends
- Körpergewebe: Knochen und Mark
- Klang der Stimme: Klagend

- Sinnesorgan: Ohren
- Reflektor: Kopfhaar
- Geschmack: Salzig
- Emotion: Angst

Symptome des Ungleichgewichts

Emotional

Angst. Unklares Verhalten. Mangel an Willenskraft. Panikattacken. Schwäche, Schüchternheit. Ängste. Lernschwierigkeiten. Gefühle, überwältigt zu sein. Versagensangst. Paranoides Verhalten, Verdächtigung. Klagen. Depression.

Physisch

Vorzeitiges Altern und Senilität. Sterilität und Impotenz. Schwache sexuelle Entwicklung. Verzögertes Wachstum. Dunkle Augensäcke. Suchtartiges Bedürfnis nach salzigen Speisen. Stumpfes Haar, gespaltene Spitzen. Ödeme (Flüssigkeitsstau und Aufgedunsenheit). Schmerzen im unteren Teil des Rückens. Vorzeitiges Grauwerden oder Verlust der Haare. Weiche oder brüchige schwache Knochen. Probleme beim Harnlassen. Abneigung gegen Kälte. Lethargie, häufiges Gähnen. Knieprobleme.

Die Chinesen halten es für äußerst wichtig, daß wir auf unsere Nieren achten, jenes Organ, das tief im Körper verborgen unser *ying* speichert. *Ying* bestimmt unsere Konstitution und steuert unsere Entwicklung, vor allem in den frühen Lebensphasen. Es heißt auch, daß *ying* nur schwer wiederaufgefüllt werden kann, wenn es einmal erschöpft ist. *Ying* wird auch »Wurzel des Lebens« genannt, weil es die Quelle der Fortpflanzung, der Entwicklung und Reifung ist. Fälle von Sterilität und Impotenz oder langsame Sexualentwicklung

sind Nierenprobleme. Die Nieren speichern Fortpflanzungs-
energie und bestimmen zum großen Teil, wie lange wir leben und wie stark unsere Vitalität ist. Die gesamte sexuelle
Energie kommt von den Nieren, insofern kann jede Dys-
funktion im Bereich der Sexualität oder Fortpflanzung (wie
etwa Impotenz, Frigidität oder Sterilität) auf die Nieren
zurückgeführt werden. Vorzeitiges Altern, Lethargie, Mangel an Wahrnehmungsfähigkeit, unklares Verhalten und
Schmerzen im unteren Teil des Rückens künden ebenfalls
von einem Mangel an lebenswichtigem *ying*. Der gesamte
Körper mit all seinen Organen braucht diese äußerst kostbare, ererbte Essenz, um zu gedeihen und zu überleben.

In der chinesischen Medizin glaubt man, daß die Nieren
und Adrenalindrüsen mit im Spiel sind, wenn es darum
geht, Körperwärme zu produzieren, das Energieniveau zu
steigern, den sexuellen Appetit zu intensivieren und ganz
allgemein Kraft zu vermitteln.

Stundenlanges Arbeiten oder Studieren kann die Nieren schwächen und auch auf die Milz negativ einwirken. Der Körper lügt nicht, und die Wirkungen von Tabak,
Alkohol, Bewegungsmangel und hastigem Essen werden
Sie letztendlich einholen und Ihre Gesundheit beeinträchtigen!

Wie bereits erwähnt, stehen die Nieren in enger Beziehung zum Sexualverhalten. Zu viel Sexualität und häufige Schwangerschaften können den Körper schwächen und
die Nierenenergie erschöpfen, was zu einer Minderung
der Vitalität führt. Die Chinesen betrachteten zuviel sexuelle Betätigung als Krankheitsursache. Ein Buch mit dem
Titel »Der Klassiker des einfachen Mädchens« (Sui-Dy-
nastie, 581 – 618 n. Ch.) empfiehlt für Männer verschiedenen Alters jeweils eine verschiedene Ejakulationshäufig-
keit.

Tab. 4: Sexuelle Gesundheit bei Männern

Alter	Normale Gesundheit	Überdurchschnittliche Gesundheit
20	Einmal pro Tag	Zweimal pro Tag
30	Jeden zweiten Tag	Einmal pro Tag
40	Alle vier Tage	Alle drei Tage
50	Alle zehn Tage	Alle fünf Tage
60	Alle zwanzig Tage	Alle zehn Tage
70 und darüber	Abstinenz!	Einmal pro Monat

Bei Männern erschöpft die Ejakulation die Nierenessenz, bei Frauen ist es – wenn auch in geringerem Maße – der Orgasmus.

Abgesehen von den Nieren, tragen auch Leber und Herz zu einem normalen und glücklichen Sexualleben bei. Da das Herz mit den Nieren verbunden ist, müssen beide Organe sich gegenseitig unterstützen und ernähren. Ebenso, wie eine Nierenschwäche das Herz schwächen kann, kann eine Herzschwäche, die auf Traurigkeit und Unruhe beruht, die Nieren beeinträchtigen und Impotenz oder die Unfähigkeit zum Orgasmus verursachen. Die Leber wiederum ist für das gleichmäßige Fließen des Blutes und der *chi*-Energie, vor allem im unteren Teil des Körpers verantwortlich. Wenn es hier zu einer Stagnation kommt, so kann dies unser Sexualleben beeinflussen und ebenfalls zu Orgasmusunfähigkeit oder Impotenz führen.

Unsere Nierenessenz wird auch durch den Alterungsprozeß erschöpft. Verbreitete Alterssymptome wie etwa Gehörprobleme, brüchige Knochen und Gedächtnisschwäche resultieren aus dem Abnehmen der Nierenessenz.

ANLEITUNG ZUR SELBSTHILFE FÜR DIE NIEREN

Chinesische Ernährungslehre

Nahrungsmittel für das Wasserelement

- Getreide: Bohnen und Erbsen
- Fleisch: Schwein
- Frucht: Datteln
- Gemüse: Algen

Der Geschmack des Wasserelementes (zu dem sowohl die Nieren wie auch die Blase gehören) ist salzig, deshalb sind kleine Mengen von natürlich gesalzenen Nahrungsmitteln heilsam. Ein suchtartiges Verlangen nach Salz oder eine Abneigung dagegen bedeutet jedoch, daß man auf die Gesundheit der Nieren achten sollte. Der salzige Geschmack tritt in die Nieren ein und kann sie entweder ernähren und unterstützen, wenn es in kleinen Mengen geschieht, oder aber ein Ungleichgewicht des Wasserelementes verschlimmern, wenn es im Übermaß geschieht.

Die Nieren regulieren das Säuregleichgewicht im Körper und den Mineralspiegel im Blut. Es gilt die Meinung, daß alle Nierenprobleme sehr eng mit einem Säure-Basen-Ungleichgewicht im Körper verbunden sind. Idealerweise sollte dieses Gleichgewicht bei achtzig Prozent Basen gegenüber zwanzig Prozent Säuren liegen, aber bei unserer modernen Lebensweise ist oftmals das Gegenteil der Fall.

Ernährungsratschläge

1. Sellerie ist reich an organischem Natrium; Miso (eine fermentierte Sojabohnenpaste aus Japan) enthält Salz und Milchsäurebakterien, die für das pH-Gleichgewicht im Darm und damit für unsere Gesundheit so wichtig sind.
2. Tamari – dies ist eine Sojasauce ohne Zugabe von Weizen – ist ein guter Salzersatz und kann beim Kochen maßvoll verwendet werden. Wenn Sie jedoch Salz in Reinform zu sich nehmen, so sollten Sie zu Meersalz greifen.
3. Fisch wird als äußerst heilsam für die Nieren betrachtet, vielleicht weil Meerestiere eben etwas mit Wasser zu tun haben! Austern haben einen besonders hohen Zinkgehalt – dieses Mineral unterstützt das Fortpflanzungssystem – und genießen wohlverdiente Anerkennung als Aphrodisiakum!
4. Adukibohnen, schwarze Bohnen und Nierenbohnen enthalten viel Natrium und weisen eine besondere Affinität zu den Nieren auf – vielleicht aufgrund ihrer nierenartigen Farbe und Form.
5. Körner wie Buchweizen, Reis, Gerste und Hirse. Hirse ist basisch und kann den Säurespiegel im Körper senken. Buchweizen hat wärmende Eigenschaften und erhitzt das Blut und den ganzen Körper. Weizen und Roggen sind die am meisten säurehaltigen Getreidearten und sollten deshalb am besten vermieden werden, wenn der Säurespiegel im Körper gesenkt werden soll.
6. Rote Bete wirken sehr reinigend auf die Nieren und enthalten viel Kalium, Magnesium und Vitamin A.
7. Fleisch sollte man am besten im Winter essen, und die Chinesen empfehlen Mark, Ochsenschwanz, Nie-

ren und rotes Fleisch als Zutat zum Eintopf. Da vom Verzehr bestimmter Fleischsorten heute jedoch Gefahren für die Gesundheit ausgehen, sollten Sie immer nach einem vertrauenswürdigen biologischen Bauern und Viehzüchter suchen, um sicher sein zu können, daß das Fleisch nicht verseucht und von Zuätzen und Anabolika frei ist.

8. Früchte des Waldes wie Heidelbeeren und Blaubeeren sind – zur entsprechenden Jahreszeit – hervorragend geeignet, um den Körper zu reinigen (dies trifft jedoch nicht für Erdbeeren und Himbeeren zu).

9. Es heißt, daß ungeschälte Sesamkörner die Qualität des Blutes verbessern, grauem Haar wieder die ursprüngliche Farbe verleihen, Muskeln bilden, die Sehfähigkeit schärfen, den Körper feucht und geschmeidig halten (was für die Erzeugung von Samen und Mark von Bedeutung ist), die Knochen stärken und – bei regelmäßigem Verzehr – allen möglichen Krankheiten vorbeugen und jugendliche Frische verleihen.

10. Günstig sind ferner Walnüsse, viel grünes Blattgemüse wie Brokkoli, Brunnenkresse und Petersilie, ferner grüne Bohnen und Erbsen, Zucchini, grüner Salat, Sellerie, Rosenkohl, Wirsing, Rote Bete, weiße Rüben und Eierkürbisse.

11. Ganz wichtig sind auch Algen, da sie ein leicht verdauliches, fast schon »vorverdautes« Eiweiß liefern und außerdem eine wirkliche Affinität zum Wasserelement besitzen, da sie aus dem Meer stammen. Sie haben einen äußerst hohen Mineralgehalt und können Speisen zugesetzt werden, um deren Nährwert zu steigern. Kombu können Sie in Suppen und Eintöpfen mitkochen; wenn Sie dem mit Apfelessig vermischten Wasser, in dem Sie Bohnen und Spros-

sen einweichen, ein Stück Kombu hinzufügen, so reduziert dies die Blähungen, die einige von diesen Hülsenfrüchten manchmal verursachen. Wakame (kleine Algenstreifen) können Sie zehn Minuten lang im Wasser einweichen, dann abgießen und einem Reisgericht zufügen, das Sie in der Pfanne dünsten. Wenn Sie zu Beginn eine ganz winzige Menge nehmen, so können Sie sie nicht einmal schmecken. Das sei für all jene gesagt, denen die Vorstellung, Meeresgemüse zu essen, gar zu sehr zu schaffen macht! Trotzdem aber erhalten Sie auch aus diesen kleinen Mengen alle wertvollen Mineralien.

12. Reduzieren Sie die Menge der säurebildenden Nahrungsmittel in Ihrem Speisezettel wie etwa Kaffee, Tee und raffinierte Nahrungsmittel wie etwa Weißbrot, Kekse und Süßigkeiten.

13. Es heißt, daß Gewächse der Nachtschattenfamilie wie Pepperoni, Auberginen, Tomaten und Kartoffeln dann, wenn sie zusammen mit Milchprodukten, Schellfisch, Zitrusfrüchten und Nüssen gegessen werden, zur vermehrten Synthese eines Proteins namens Albumin beitragen, das eine Stauung der Nierenenergie verursachen kann.

14. Steigern Sie den Verzehr von basenhaltigen Nahrungsmitteln wie frischen Früchten und Gemüsen sowie Hirse. Wasserreiche Früchte wie etwa Wassermelonen und Weintrauben gelten als Vorbeugung gegen Nierensteine. Wenn sie jedoch zu »kühlend« sind, so sollten Sie sie nur in den wärmeren Monaten essen. Sellerie, Spargel und Kelp regen das Harnlassen an.

Wenn der Feuchtigkeitsspiegel im Körper zu sehr abnimmt, kann es zu Nierensteinen kommen, und dies ist einer der

Gründe dafür, daß man jeden Tag reines Wasser trinken sollte (nicht Kaffee, und nicht einmal Kräutertees, sondern reines Wasser). Die gängige Vorstellung lautet heute, daß man Wasser in rauhen Mengen trinken sollte, aber die Nieren können nur sechs Glas Wasser pro Tag verarbeiten, und dazu gehören auch Flüssigkeiten, die bereits im Körper vorhanden sind, und nicht nur Getränke – deshalb ist es also wichtig, die Flüssigkeitsmenge, die Sie zu sich nehmen, gut zu balancieren: Zu viel kann ebenso schädlich sein wie zuwenig. Im übrigen ist auch eisgekühltes Wasser nicht empfehlenswert – bringen Sie es auf Raumtemperatur oder erwärmen sie es in den Wintermonaten noch mehr.

Heilsame Kräuter und Gewürze

1. Zimt hat eine ganz besondere Affinität zu den Nieren und ist ein hervorragendes Gewürz in Ihrem Speisezettel. Er kann allen möglichen Gerichten beigefügt werden, aber Sie können auch einen heißen Tee zubereiten, indem Sie frische Zimtrinde etwa zwanzig Minuten lang kochen lassen. Zimt kommt als Bestandteil auch in einigen Kräutertees vor. Auch Ingwer ist wärmend und unterstützt die Nieren.

2. Als Kaffee-Ersatz können Sie geröstete Chicory-Wurzel – Zichorie (Wegwarte) – verwenden: Sie zentriert den Körper und bringt das *chi* nach unten.

3. Brennesseln unterstützen die Adrenalindrüsen und manchmal auch die Ausscheidung von Nierensteinen. Am besten ist es, wenn man sie in Form eines Kräutertees genießt.

4. Rehmannia ist in der traditionellen chinesischen Medizin ein ganz wichtiges Kraut zur Tonisierung, wenn die Nieren eine »*ying*-Schwäche« aufweisen.

Körperübungen

Der chinesischen Medizin zufolge ist der Winter die unpassendste Zeit für anstrengende Körperübungen; in diesen Monaten des Jahres sollte man im Grunde nur das Energieniveau halten und regenerieren. Versuchen Sie einfach, sie genügend zu bewegen, damit der Kreislauf in Gang kommt und der Körper warm wird. Sie können schnelle Spaziergänge machen, Schwimmen gehen oder leichte Körperübungen praktizieren, dies ist die beste Methode, um warm zu werden, damit das *chi* und das Blut weiter durch den Körper wandern. T'ai Chi und Chigong sind besonders gute Disziplinen, da sie dem Körper sein lebenswichtiges *chi* nicht rauben.

Die Dehnungsübung für den Meridian von Niere und Blase ist im Akupunkturteil des Kapitels über die Blase beschrieben (siehe S. 178).

Heilende Berührung

Massage

Traditionellerweise behandelt man den Meridianpunkt Blase 23, um die Nierenzone zu stimulieren: üben Sie Druck auf Niere 27 aus, intonieren Sie den Klang »WU« und visualisieren Sie die Farbe Dunkelblau. (Blase 23 finden Sie im Kapitel über die Blase und den Verlauf des Nierenmeridians später in diesem Kapitel).

Reflexologie

Die Nierenreflexzone (s. Abb. 24) ist eng mit der von Blase und Urethra verbunden. Wie bereits erwähnt, liegt der Blasenreflexpunkt auf der Innenseite beider Füße in der Nähe der Ferse. Folgen Sie der Sehne, die die Reflexzone für die Urethra bildet, bis Sie dann die Nierenzone erreichen. Massieren Sie diesen ganzen Bereich, indem Sie mit dem Daumen von der Blase zur Niere »wandern« und auf verhärtete Stellen achten.

Akupressur

Auch der Nierenmeridian (s. Abb: 25) beginnt auf der Fußsohle, wandert dann über die Innenseite des Fußgelenks

Abb. 24: Reflexpunkte für die Nieren (dunkel hervorgehoben)

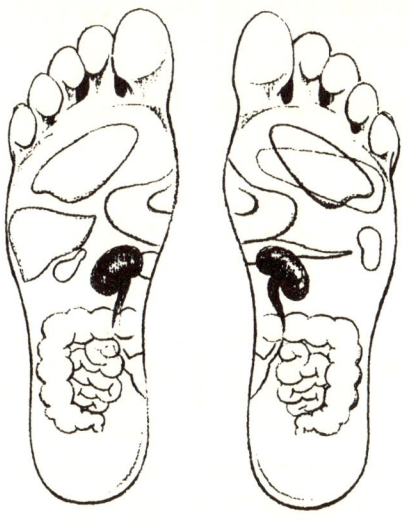

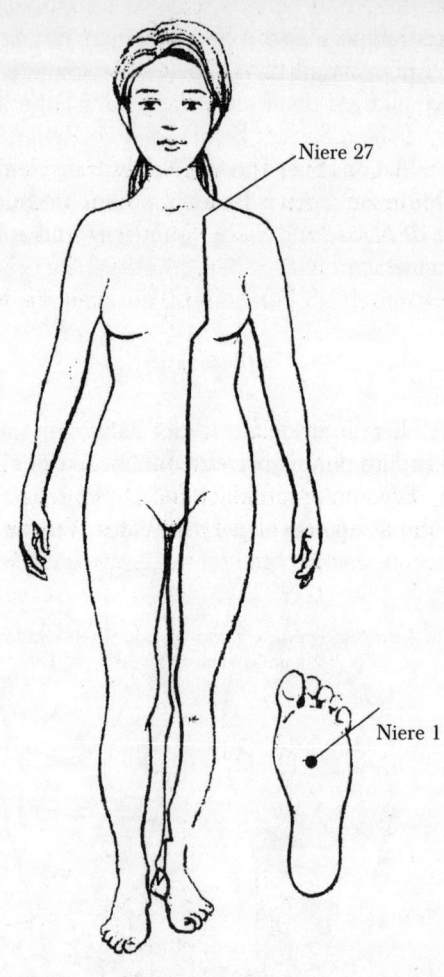

Niere 27

Niere 1

**Abb. 25: Der Nierenmeridian und Akupressurpunkte
Niere 27 und Niere 1**

und des Unterschenkels nach oben, bis es den Körperbereich von Blase und Niere erreicht und dann auf der Oberfläche des Körpers nach oben bis unter das Schlüsselbein verläuft, wo er in den Punkt Niere 27 endet.

Niere 3

Niere 3 liegt auf der Innenseite des Fußgelenks ungefähr auf der Mitte zwischen der Achillessehne und dem Gelenkknochen (s. Abb. 26). Dieser Punkt steigert die Energie der Nieren und kann auch helfen, um die Willenskraft zu stärken und dadurch Mut und Selbstvertrauen wiederherzustellen.

Niere 6

Niere 6 liegt in der Nähe von Niere 3, und zwar etwa eine Fingerbreite unter dem Gelenkknochen in einer kleinen Höhlung. Er kann empfindlich auf Druck reagieren, behandeln Sie ihn also vorsichtig. Er hilft, das Wasserelement und die dazugehörigen Emotionen wie Angst und Depression zu

Abb. 26: Akupressurpunkte Niere 3 (unter dem rechten Daumen) und Niere 6 (oben)

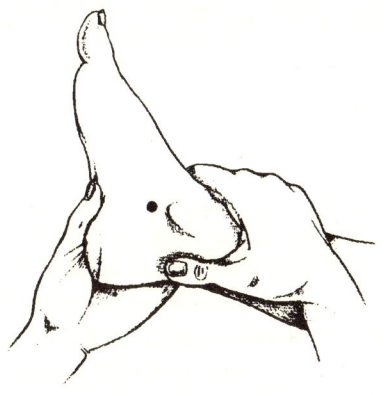

balancieren. Er unterstützt auch die Lunge, indem er die Brust öffnet und das Bewußtsein beruhigt. Um Niere 3 und Niere 6 zu behandeln, fassen Sie die Ferse mit der einen Hand und stimulieren den jeweiligen Akupressurpunkt mit dem Daumen der anderen Hand durch kreisförmige Bewegung. Gehen Sie sanft mit dieser Zone um und üben Sie nie zu viel Druck aus.

Diese beiden Punkte – wie auch Blase 23 – sind auch für die Moxabehandlung bestens geeignet, wenn Sie unter Symptomen wie Müdigkeit, Schwäche und Kälte leiden.

Wichtig ist es auch, die Nierengegend zu schützen. Die Japaner haben dies in der Vergangenheit getan, indem sie ein *harikame* – ein breites Band rings um das Hara trugen, um das Immunsystem zu unterstützen und den Körper gesund und stark zu halten. Nehmen Sie dafür einfach einen Schal, den Sie um Ihre Taille binden; er sollte im Rücken etwa sechzehn Zentimeter breit sein, damit er Ihren Körper acht Zentimeter über und unter der Taille bedeckt. Sie können ihn auch im Bett tragen: Er hält Sie warm und läßt Sie frisch und ausgeruht aufwachen.

Ätherische Öle

Zeder

Dieses Öl stärkt die Energie der Nieren, besitzt eine Affinität zum Urogenitalsystem und ist gut bei Blaseninfektionen. In schwierigen Zeiten verleiht es zusätzliche Kraft, es hilft, Schwierigkeiten in Lernerfahrungen umzuwandeln und auf diese Weise spirituelle Weisheit zu erlangen. Intensitätsfaktor: Schwach

Zypresse

Dieses Öl entgiftet und entstaut den Körper und bringt den Säure-Basen-Spiegel ins Gleichgewicht. Zypresse hilft bei verborgenen Ängsten oder auch bei Furcht, deren Ursprung unbekannt ist. Wenn Sie vier bis sechs Tropfen davon, verbunden mit der Bachblütenessenz Aspen (Zitterpappel) dem Bad zusetzen, so verschwinden solche Ängste. Dieses Öl hilft auch bei Depressionen, die auf der Unterdrückung durch andere Menschen beruhen. Intensitätsfaktor: Mittel

Fenchel

Dieses Öl weist eine Affinität zu den Nieren auf und unterstützt auch die Milz, indem es die *yang*-Energie der Nieren stärkt. Intensitätsfaktor: Stark

Geranie

Dieses Öl balanciert unsere Willenskraft, wenn wir unfähig sind, unseren persönlichen Ehrgeiz in Schranken zu halten und zu kontrollieren. Es bringt die Eigenschaften zum Vorschein, die vonnöten sind, um diese Antriebskraft zu besänftigen und zu verlangsamen. Es unterstützt auf sanfte Weise unsere Energie und beruhigt das Bewußtsein. Auch bei hormonellem Ungleichgewicht und Lymphstauungen wirkt es hervorragend. Intensitätsfaktor: Stark

Ingwer

Dieses Öl stärkt unsere Lebensenergie, unser inneres Feuer, und hilft uns, unsere Willenskraft zu aktivieren, wenn wir apathisch sind und unsere Angelegenheiten in die Zukunft verschieben. Es stimuliert Inspiration und Kreativität und hilft, die Flammen der Leidenschaft wieder zu entzünden, wenn sie durch ein Ungleichgewicht im Wasserelement gedämpft worden sind! Intensitätsfaktor: Mittel

Wacholder

Dieses Öl ist ein wunderbares Diurethikum: Es wirkt entwässernd und spült überschüssiges Wasser aus dem System. Es scheidet Giftstoffe aus, löst Stauungen, stimuliert das Lymphsystem und hilft, Infektionen, vor allem im Urogenitaltrakt zu bekämpfen. Da es wärmend und stimulierend wirkt, kann es auch kalte Hände und Füße aufwärmen und Müdigkeit zerstreuen. Menschen, die zugelassen haben, daß Negativität und Angst ihre Gedanken verzehren und ihre Aktivitäten kontrollieren, verleiht es neuen Mut und Inspiration. Es vertreibt die Versagensangst, die mit Selbstzweifeln und Unsicherheit einhergeht und bringt Entschlossenheit und Willenskraft zurück. Intensitätsfaktor: Mittel

Thymian

Dieses Öl wärmt die Nieren und hilft uns, Furcht zu überwinden, die aus einer bekannten Ursache entsteht. Es flößt frischen Mut ein, indem es Apathie und gesunkene Selbstachtung durch Vitalität, Zuversicht und Antriebskraft ersetzt. Intensitätsfaktor: Stark

Rosmarin

Dieses Öl hebt die Selbstachtung und fördert Optimismus und Zuversicht. Außerdem stimuliert es auf wunderbare Weise das Erinnerungsvermögen. Intensitätsfaktor: Stark

NB: Alle ätherischen Öle sollten mit Vorsicht eingesetzt werden, und bei wirklichen Nierenleiden brauchen Sie sofortige ärztliche Betreuung und eine richtige Diagnose.

Emotionen

In den Nieren sitzt die Angst, so heißt es, und dies tritt in Situationen zutage, in denen es nur Kampf oder Flucht gibt – der klassische Anlaß der Adrenalinausschüttung. Wenn die Nieren geschwächt oder geschädigt sind, so kann dies darauf hinweisen, daß sich in unserem Inneren Ängste aufbauen, die wir weder zugeben noch ausdrücken können. Deshalb haben Nierenprobleme auch mit einem Anhaften an alte emotionale Muster oder negative Emotionen zu tun, die wir nicht bewußt losgelassen haben. Auch Schockerlebnisse werden den Nieren zugeordnet. Das erklärt, weshalb manche Menschen über Nacht grau werden oder eine weiße Strähne im Haar bekommen, wenn sie etwas Erschreckendes erfahren haben.

Das Wasserelement steuert Willenskraft und Ehrgeiz. Menschen mit mangelnder Willenskraft weisen das Symptom eines Wasserungleichgewichts auf. Wenn die Energie der Nieren jedoch überschüssig ist, so kann es zu Workaholismus kommen, da wir uns durch Versagensangst angetrieben fühlen.

In gewissem Sinne werden Nierensteine auch als Manifestation von Traurigkeit oder ungeweinten Tränen betrachtet. Wenn wir solche Gefühle loslassen, so ist dies ein Impuls, um in einen neuen Seelenzustand zu gelangen.

Um die Nierenenergie zu stärken ist es wichtig, den Körper voll und ganz zu erden. Dies kann zum Beispiel durch alle möglichen Tätigkeiten geschehen, die mit dem Erdboden verbunden sind, wie etwa Gartenarbeit, Spaziergänge in der freien Natur usw. Lehnen Sie sich gegen einen Baum und empfinden Sie die Kraft, die er auf Sie überträgt. Stellen Sie sich vor, daß die Wurzeln aus Ihren Zehen hervorkommen, tief in die Erde eindringen und Sie fest im Boden verankern. Fühlen Sie sich sicher und überlassen Sie es der Erde, Ihre Ängste aufzunehmen und zu verwandeln (siehe Erdmeditation im Kapitel über den Magen, S. 102-104).

Bachblüten

Aspen (Zitterpappel)

Sie hilft bei vagen und unbewußten Ängsten, deren Herkunft und Ursache man nicht versteht. Menschen, die Aspen brauchen, sind oftmals offen für übersinnliche Einflüsse – etwa Kinder, die nachts das Licht brennen lassen wollen, weil sie Angst vor Geistern haben. Kindern, die mit Albträumen aufwachen, hilft es, wenn man ein Glas Wasser mit zwei bis vier Tropfen von diesem Heilmittel nachts neben ihrem Bett stehen läßt.

Mimulus (Gefleckte Gauklerblume)

Diese Blüte hilft bei konkreten Ängsten, die im alltäglichen Leben auftauchen. Menschen, die Mimulus brauchen, sind oftmals sensible Seelen mit zarter Konstitution. Das paßt zum Persönlichkeitstypus der Nieren, der darauf achten muß, seine Lebenskraft nicht zu erschöpfen.

Olive (Olive)

Wenn unser Nieren-*chi* erschöpft ist, so empfinden wir sowohl mentale wie auch phyische Ermüdung. Olive bringt Körper und Seele Kraft und Vitalität zurück.

Rock Rose (Gelbes Sonnenröschen)

Ein Heilmittel für extreme, akute Ängste, die an tiefsten Schrecken grenzen. Für Menschen, die in einem Angstzustand fast erstarren. Kindern, die nach besonders schlimmen Albträumen schreiend erwachen, sollte man mit diesem Heilmittel helfen – genauso wie auch mit Aspen.

Star of Betlehem (Doldiger Milchstern)

Diese Blütenessenz heilt Trauma und Schock, die den Zustand der Nieren zutiefst beeinflussen. Es beruhigt und tröstet und stellt den Selbstheilungsprozeß des Körpers wieder her, damit die Ruhe wieder einkehrt.

Weitere Blütenessenzen für das Wasserelement finden Sie im Kapitel über die Blase.

Affirmationen

- Meine Nieren reinigen und pflegen meinen Körper.
- Ich lasse zu, daß das *chi* meine Nieren regeneriert und auf diese Weise das innerste Zentrum meines Seins mit neuer Kraft erfüllt.
- Ich bin vollkommen sicher und imstande, allen etwaigen Herausforderungen entgegenzutreten.
- Meine Willenskraft ist fest und verleiht mir eine neue Stärke.
- Ich schätze meine Nieren, da sie die Wurzel allen Lebens und aller Neuanfänge sind.

Weitere Affirmationen für das Wasserelement finden Sie auch im Kapitel über die Blase, S. 187.

Meditation für das Wasserelement

Siehe das Kapitel über die Blase, S. 187-189.

4. Das Holzelement

Organpaare

Leber und Gallenblase, die nicht nur im chinesischen Heil-
system, sondern auch in der westlichen Medizin eng miteinander verbunden sind. Die Leber erzeugt Gallenflüssigkeit,
die dann in der Gallenblase gespeichert und konzentriert
wird.

Klima

Wind. Sie müssen Ihren Körper vor Wind schützen, vor allem die besonders empfindliche Gegend an Schultern und
Halsrücken. Erkältungen im Frühjahr können weitgehend
ausgeschaltet werden, wenn man einfach einen Schal trägt.
Die Leber ist auch einem *inneren Wind* im Körper ausgesetzt,
der Steifheit, Gefühllosigkeit, Zuckungen, stechende und im
Körper wandernde Schmerzen sowie Unbeholfenheit erzeugen kann.

Jahreszeit

Das Holzelement wird dem Frühling zugeordnet, jener Jahreszeit, in der die Erde vor Energie und neuer Wachstums-
kraft birst. Der Wechsel der Körperenergie im Verlauf der
Jahreszeiten spiegelt sich im Wachstum der Pflanzen. Im

Frühling steigt die Körperenergie und bewegt sich von innen nach außen. Auch Pflanzen dringen aus dem Boden hervor und wachsen nach außen und oben.

Farbe

Grün ist die Farbe des Holzelementes, und interessanterweise wird Grün auch mit Eifersucht und Rachsucht in Verbindung gebracht, mit Emotionen, die mit der Gallenblase zu tun haben. Eine Leidenschaft für oder Ablehnung gegen diese Farbe kann auf ein Ungleichgewicht im Holzelement verweisen. Chinesische Akupunkteurinnen können mit geübtem Auge einen Grünton auf dem Gesicht wahrnehmen, der ein verläßliches diagnostisches Zeichen für ein Holzungleichgewicht ist.

Tageszeit

Die Zeit der Gallenblase liegt zwischen elf Uhr und ein Uhr nachts. Darauf folgt dann die Zeit für die Leber von ein Uhr bis drei Uhr nachts. Wenn Sie in dieser Zeit nicht schlafen können, so verweist dies auf ein Ungleichgewicht in Leber oder Gallenblase. Dieses Element wirkt auch auf die Qualität und Länge des Schlafes ein und kann den alten chinesischen Texten zufolge Träume von Gerichtsverhandlungen, Kämpfen und Selbstmord auslösen. Sie sollten schon im Bett sein, bevor dieses Element in seine Kraftphase tritt, denn die Leber filtert das Blut. Damit dies gründlich geschehen kann, sollte der Körper flach liegen; denn wenn man noch auf den Beinen ist und sich bewegt, so schickt die Leber das Blut zu den Körperteilen, die es gerade brauchen. Wenn Sie zum Beispiel Körperübungen durchführen, so wird das Blut in die Muskeln geschickt. Idealerweise sollten Sie versuchen, vor elf Uhr nachts im Bett zu sein, denn sonst wird die Leberenergie von ihrer wichtigen physiologischen Funktion der Blutreinigung und Erneuerung abgelenkt. Wenn Sie morgens müde und unausgeschlafen aufwachen, so zeigt dies unter Umständen, daß die Leber das Blut nicht richtig reinigen konnte. Überschüssiges künstliches Licht, lange Arbeitsstunden oder Nachtschichten können die Leber ebenfalls daran hindern, ihre Regenerationsarbeit wirkungsvoll auszuüben.

Körpergewebe

Das Holzelement kontrolliert die Bänder und Sehnen wie auch die Art und Weise, in der diese mit den Muskeln zusammenarbeiten. Wenn die Leber das Blut nicht genügend reinigen konnte, oder wenn das Blut auf andere Weise geschwächt ist, so werden die Sehnen nicht genügend ernährt, was zu Steifheit und Schwierigkeiten beim Beugen und Strecken der Gelenke führt, ferner auch zu Gefühllosigkeit und Krämpfen. Bei allen Krankheiten, die auch die Sehnen in Mitleidenschaft ziehen, müssen wir deshalb auf das Holzelement achten.

Klang der Stimme

Lautes Schreien hat eine ziemlich offensichtliche Beziehung zur Emotion der Leber – der Wut. Denn dieses Gefühl manifestiert sich meist in Form von Gefühlsausbrüchen und wütenden Streitereien; man hat den Eindruck, als ob ein Dampfkessel überkocht! Personen mit lauter Stimme drücken oftmals eine »Leber«-Tendenz aus.

Sinnesorgan

Das Holzelement unterstützt die Augen. Ihr Zustand hängt von der Gesundheit der Leber ab, deshalb werden alle Sehstörungen als Ausdruck des Leberzustandes interpretiert. Wenn dort ein Problem vorliegt, so kann es zu Trockenheit und Rötung der Augen kommen, ferner zu Nachtblindheit, zu grauem oder grünem Star oder verschwommener Vision und schwarzen Flecken im Gesichtsfeld.

Reflektor

Die Finger- und Zehennägel werden als Verlängerung der Sehnen betrachtet, deshalb sagen uns Veränderungen in der Farbe und Struktur der Nägel, also zum Beispiel Brüchigkeit, Weichheit oder Rillen, daß irgendetwas mit dem Holzelement nicht stimmt.

Symptome des Ungleichgewichts

Eine gesunde Leber ist wie ein junger Baum: Grün und geschmeidig, und dennoch fest in der Erde verwurzelt. Der Saft ist frisch und lebendig wie das Blut in unserem Körper, wenn es rein ist. Wenn der Baum sich im Wind biegt, so sind seine Bewegungen flüssig und graziös, und genauso verhält sich auch unser Körper, wenn die Energie gleichmäßig, mühelos und balanciert fließt. Wenn die Leberenergie jedoch stagniert, so werden wir hölzern, brüchig und starr in Körper und Geist.

Die Gallenblase

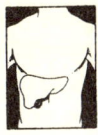

Die Gallenblase ist ein birnenförmiges Organ von der Größe eines Daumens, das sich unter der Leber befindet.

Die westliche Funktion

Die Gallenblase arbeitet mit der Leber zusammen, die pro Tag zwei Liter Gallenflüssigkeit erzeugt, die dann in der Gallenblase konzentriert und gespeichert wird. Diese Galle wirkt wie ein fettlösendes Waschpulver, sie spaltet die Fette in der Nahrung auf.

Wenn der Nahrungsbrei in den Dünndarm eintritt, so wird ein Hormon ausgeschüttet, das an die Gallenblase den Befehl erteilt, sich zu kontrahieren und sofort Galle in den Dünndarm zu schicken, damit fetthaltige Nahrungsmittel dort aufgespalten werden können. Salze in der Gallenflüssigkeit helfen dem Körper, fettlösliche Vitamine zu absorbieren. Mit der Galle werden auch synthetische Drogen sowie natürliche Hormone und Steroide ausgeschüttet. Dann wird die Galle zur Leber zurückgeschickt und der ganze Prozeß wiederholt sich. Galle ist außerdem auch ein gutes Laxativ, das die Peristaltik, die Kontraktionsbewegung des Dickdarms unterstützt.

Etwa fünfzehn Prozent der Bevölkerung leiden unter Gallensteinen. Sie bilden sich, wenn der Cholesterinspiegel steigt. Steroide, die Antibabybille, aber auch zuviel Fett und Eiweiß in der Nahrung erzeugen in uns eine Neigung zu Gallensteinen – ironischerweise tragen aber auch zuwenig Fett und ausgelassene Mahlzeiten dazu bei. Wenn Sie ein Essen zu sich nehmen, das ein wenig Fett, und zwar vorzugsweise Olivenöl enthält, so stimulieren Sie damit die Gallenblase zur Ausschüttung von Galle. Ein zu niedriger Gallenspiegel kann zu einem Überhandnehmen von Bakterien im Dünndarm führen, und damit in der Folge zur Gärung der Nahrungsstoffe. Die Folge ist Aufgedunsenheit und Völlegefühl.

Die traditionelle chinesische Deutung

- Element: Holz
- Partnerorgan: Leber
- Klima: Wind
- Jahreszeit: Frühling
- Farbe: Grün
- Tageszeit: Elf Uhr bis ein Uhr nachts
- Körpergewebe: Sehnen und Bänder
- Klang der Stimme: Lautes Schreien
- Sinnesorgan: Augen
- Reflektor: Nägel
- Geschmack: Sauer
- Emotion: Zorn

Symptome des Ungleichgewichts

Emotional
Eifersucht. Haß. Agressives Verhalten. Entschlußlosigkeit. Frustration. Unausgedrückter Ärger. Bitterkeit.

Physisch

Schmerzen auf der rechten Seite des Rumpfes. Migräne und Kopfweh. Steifheit in Schultern und Hals. Schwache, gespaltene Nägel.

In der chinesischen Medizin werden Gallenblase und Leber durch Ärger, Frustration und aufgespeicherte Wut beeinträchtigt. Wir alle kennen Wendungen wie »Ihr ist die Galle übergelaufen« oder »Es ist ihm eine Laus über die Leber gelaufen«. Reizbarkeit, Durst, Kopfweh und ein bitterer Geschmack im Mund können auf Probleme mit der Gallenblase hinweisen. Eine Stagnation der Energie im Körper kann die Milz schädigen, und Symptome des Ungleichgewichts wie Ödeme und Lethargie können zutage treten. Überschüssige Feuchtigkeit im Körper verursacht die Erzeugung von mehr Hitze, aber dadurch kommt ein neuer Problemkreis zustande, nämlich »feuchte Hitze«. Davon ist oftmals das Becken betroffen: Vaginale Infektionen, Pilze, Myome und andere Genitalprobleme können daraus hervorgehen.

ANLEITUNG ZUR SELBSTHILFE FÜR DIE GALLENBLASE

Chinesische Ernährungslehre

Nahrungsmittel für das Holzelement

Getreide: Weizen
Fleisch: Huhn
Frucht: Pfirsich
Gemüse: Lauch

Der Geschmack des Holzelementes ist sauer, wenn man also ein suchtartiges Verlangen nach sauren Speisen wie z. B. Zitronen, Sauerkraut und eingelegtem Gemüse verspürt, so verstärkt man damit unter Umständen ein Ungleichgewicht des Holzes. Dies kann aber auch ein Hinweis darauf sein, daß der Körper versucht, ein Ungleichgewicht zu beseitigen, da er ja weiß, wie er sich stärken kann.

Bestimmte Nahrungsmittel wirken negativ auf die Gallenblase, vor allem sehr fette Speisen, Cholesterin und ein Übermaß an Alkohol. Eine kleine Menge von Alkohol – ein halbes Glas Wein oder Bier – kann dagegen die Aufspaltung von Cholesterin unterstützen, so daß weniger davon vorhanden ist, um Gallensteine zu erzeugen. In Griechenland, wo regelmäßig Olivenöl verwendet wird, sind Gallensteine so gut wie unbekannt. Auch Vegetarier haben weniger Gallensteine als der Durchschnitt, wahrscheinlich aufgrund eines höheren Anteils von Vitamin C und Faserstoffen in ihrem Speisezettel.

Auch Fasten oder sogar das Auslassen von Mahlzeiten (vor allem dem Frühstück) kann zu Gallensteinen führen, ebenso eine fettlose Diät. Der Körper braucht mindestens fünf bis zehn Gramm Fett pro Mahlzeit und Tag, um die Gallenblase zur Ausschüttung von Galle anzuregen. Wenn die Fettaufnahme drastisch gesenkt wird, so kontrahiert sich die Gallenblase nicht oft genug, um Galle auszustoßen, und dadurch kann es zur Bildung von Gallensteinen kommen. Dies können Sie vermeiden, indem Sie den Anteil von pflanzlichem Protein und Faserstoffen in Ihrem Speisezettel steigern. Auch wenn Sie kleinere und häufigere Mahlzeiten zu sich nehmen, so hilft dies, um die Konzentration von Galle in der Gallenblase zu verhindern.

Ernährungsratschläge

1. Unterstützend für die Gallenblase sind Artischocken, Grüne Bohnen, rote Bete (einschließlich der Blätter), Karotten, Löwenzahn, Endivie, Fenchel, Zitrone, Kohl, Senfblätter, Brennesseln, Olivenöl, Petersilie, Rettich, Süßkartoffeln und Brunnenkresse.
2. Gegen die Bildung von Gallensteinen wirken Nüsse, Bohnen, Linsen, Erbsen, Limabohnen und Eiweiß aus Sojabohnen.
3. Ergänzen Sie Ihren Speiseplan durch Lezithin, denn es hilft, das Cholesterin in löslichem Zustand zu erhalten.
4. Versuchen Sie einmal Gelbwurzel, auch Kurkuma genannt, zu kochen. Dies ist ein indisches Gewürz, das wunderbar auf Leber und Gallenblase wirkt. Im Kapitel über die Leber finden Sie weitere Kräuter und Gewürze für das Holzelement.
5. Die B-Vitamine, die im ungeschälten Korn enthalten sind, helfen der Gallenblase, sich wirkungsvoller zu entleeren.

Weitere Nahrungsempfehlungen für das Holzelement finden Sie in dem Kapitel über die Leber, S. 236.

Körperübungen

Alle Bewegungsformen, die uns dabei helfen, aufgestaute Frustrationen und Spannungen loszulassen, lösen auch Stauungen in Leber und Gallenblase auf. Achten Sie aber darauf, daß diese Übungen nicht zu ausgiebig oder erschöpfend werden. Sanfte Bewegung und Dehnübungen wie T'ai Chi und Yoga fördern die Geschmeidigkeit. Dies ist wichtig für das Holzelement, da es zu Spannung und Steifheit neigt. Wenn Sie die Leichenstarre schon am lebenden Körper verspüren, so lockern Sie Ihre Muskeln einfach, indem Sie Arme und Beine sanft schwingen und auf diese Weise den Kreislauf intensivieren.

Die Dehnübung für die Meridiane von Leber und Gallenblase (s. Abb. 27): Sie sitzen mit weit geöffneten Beinen auf dem Boden. Achten Sie darauf, daß Ihr Rücken gerade ist. Legen Sie die Hände aneinander, strecken Sie die Arme über den Kopf und holen Sie tief Atem. Während Sie sich dann sanft nach vorne zu Ihrem rechten Fuß oder Unter-

Abb. 27: Die Gallenblase-Leber-Dehnung

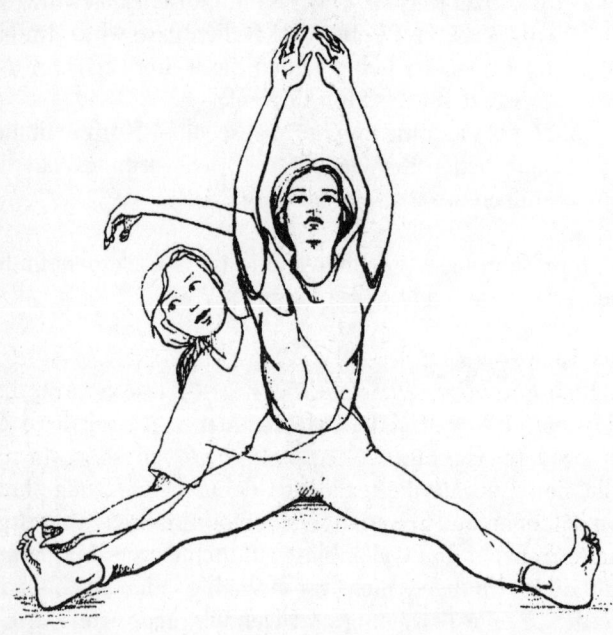

schenkel beugen, um die Zehen zu berühren, können Sie langsam ausatmen. Gehen Sie dabei nur so weit, wie Ihr Körper es aushält, überdehnen Sie nicht. Entspannen Sie sich vielmehr in einer angenehmen Dehnung und atmen Sie einige Male tief durch. Visualisieren Sie ein weißes Licht, das in die betreffenden Meridiane und in all Ihre Muskeln fließt, beobachten Sie, wie Stauungen wegschmelzen. Sie spüren die Dehnung an der Außenseite Ihres rechten Beines und der Innenseite des linken Beines. Wiederholen Sie diese Übung zweimal und richten Sie sich im Sitzen wieder auf. Wiederholen Sie diese Übung dann auf der linken Seite. Es kann viele Wochen und Monate dauern, bis Ihnen dies gelingt. Arbeiten Sie immer in Ihrem eigenen Rhythmus! Außerdem sollten Sie etwa zehn Minuten vor den Dehnübungen auch Aufwärmübungen vollziehen. Nehmen Sie an einem Yogakurs teil, dort erhalten Sie persönliche Anleitung.

Heilende Berührung

Reflexologie

Der Reflexpunkt für die Gallenblase befindet sich auf dem rechten Fuß unmittelbar unter der Leberzone (s. Abb. 28). Massieren Sie sanft, indem Sie den Daumen über diese Zone wandern lassen und dabei auf körnige Verhärtungen achten. Massieren Sie den Fuß dann zum Abschluß mit einem Basisöl, dem Sie einige Tropfen von ätherischen Ölen zugefügt haben.

Regelmäßige Massagebehandlung ist ideal, um steife Muskeln aufzuweichen. Da das Holzelement für den regelmäßigen Fluß der *chi*-Energie im Körper verantwortlich ist, sollte sich die Behandlung von Ungleichgewichten darauf konzentrieren, innere Spannung und Frustration zu lindern. Wenn sich solche Spannungen ansammeln und nach innen wandern, so kann es zu Depressionen kommen. Hier helfen besondere Öle, die die stagnierenden Emotionen wie unterdrückten Ärger oder Haß aufbrechen.

**Abb. 28: Der Reflexpunkt für die Gallenblase
(dunkel hervorgehoben)**

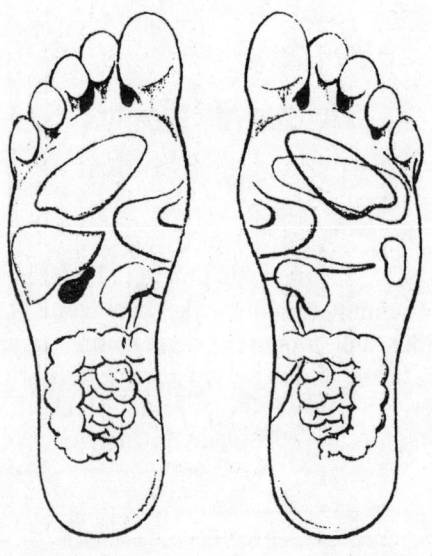

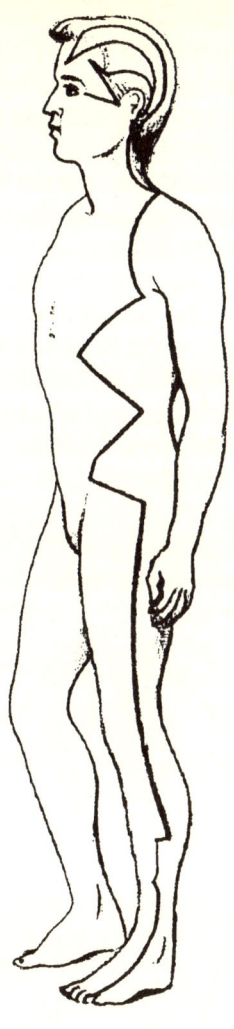

Abb. 29: Der Gallenblasenmeridian

Der Gallenblasenmeridian (s. Abb. 29) ist der längste Meridian des Körpers. Er beginnt am äußeren Augenwinkel beider Augen und läuft in Zickzacklinien rings um den Kopf, dann über die Rückseite des Kopfes und Halses in die Schultern, rund um den Brustkorb über die Taille bis zum Gesäß und schließlich auf der Außenseite des Beines bis hinab zum Zehennagel der vierten Zehe.

Gallenblase 20

Dieser Punkt liegt auf der Rückseite des Kopfes zwischen der Schädelbasis und den Halsmuskeln in einer kleinen Höhlung der Wirbelsäule (s. Abb. 30). Er wirkt auf den gesamten Körper und kann Spannung im Kopf lösen und den Kreislauf, der Gesicht und Augen versorgt, verbessern.

Abb. 30: Die Akupressurpunkte Gallenblase 20 (unter den Daumen) und Gallenblase 21 (auf den Schultern)

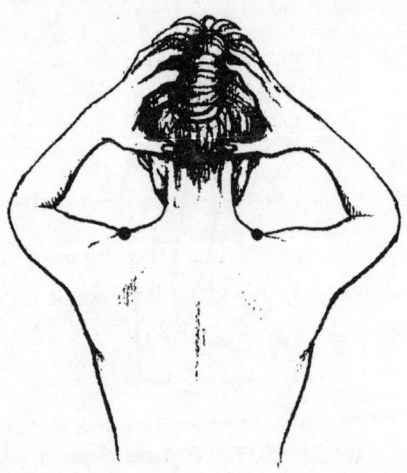

Er löst auch Spannungen in Hals und Kopf und reagiert oftmals sensibel auf Berührung, wenn es irgendwelche Stauungen in diesen Zonen gibt. Er beruhigt und besänftigt die Nerven und hilft bei Schwindel und Schlaflosigkeit.

Gallenblase 21

Dieser Punkt liegt auf der Oberseite der Schultern auf dem großen Muskel, der zum Halsansatz führt. Dieser Punkt ist leicht zu finden, da er oftmals sehr verspannt ist und schmerzt! Es ist eine klassische Stelle, die den Zustand unserer Spannung und Disharmonie widerspiegelt. Wenn sie massiert wird, so gewinnt der Hals seine Geschmeidigkeit zurück, außerdem können auch Schmerzen in den Schultern und im Oberteil des Rückens verschwinden.

Diese Punkte (s. Abb. 30) wurden in der Tradition behandelt, um Kopfweh zu lindern, Erschöpfung abzubauen und bei nervösen Störungen zu helfen; sie sind aber auch mit den Sexualorganen verbunden und sollten deshalb bei schwangeren Frauen nicht behandelt werden.

Ätherische Öle

Bergamotte

Dieses Öl reguliert und beruhigt das *chi* der Leber und ermöglicht dadurch einen gleichmäßigen Energiefluß im ganzen Körper. Es beruhigt das Nervensystem, da nervöse Spannung oftmals durch eine *chi*-Stauung verursacht ist. Es erleichtert und löst aufgestauten Haß und Frustrationen. Intensitätsfaktor: Mittel

Bitterorange

Dieses Öl deblockiert stagnierendes *chi* in Leber, Gallenblase, Magen und Darm. Es hilft bei emotionaler Spannung, Schlaflosigkeit und Kopfweh beziehungsweise Migräne, die von Übelkeit begleitet ist. Es ist hervorragend geeignet zur Behandlung von Blähungen und Aufgedunsenheit des Bauches, Verdauungsstörungen, Übelkeit, Erbrechen und Verstopfung. Es stimuliert die Gallenblase und unterstützt den Gallenfluß. Intensitätsfaktor: Mittel

Kamille

Dieses Öl lindert Haß, Frustration und Depression, die aus stagnierender Energie im Holzelement resultieren. Es wirkt auf den Solarplexus (das Nervenzentrum im Oberbauch) ein und ist deshalb außerordentlich günstig bei nervösen Spannungen mentalen oder physischen Ursprungs. Intensitätsfaktor: Stark

Lavendel

Dieses Öl kühlt und beruhigt und leitet die Hitze aus unterdrücktem Ärger ab, die sich als innere Wut, Frustration, Haß und allgemeine Reizbarkeit manifestiert. Es unterstützt die Bewegung und das Fließen von *chi* und bringt aufgestaute Energie in Umlauf. Intensitätsfaktor: Schwach

Auch Pfefferminze und Rosmarin sind für das Holzelement von Nutzen.

Emotionen

In der chinesischen Medizin werden Gallenblase und Leber durch Wut, Frustration und aufgestauten Haß beeinträchtigt. Diese Gefühle erschöpfen unseren Energievorrat und können zu langfristigen Gesundheitsproblemen führen. Die Chinesen sind der Meinung, daß kurze energische Wutausbrüche im Grunde gesund sind, aber in unserer Gesellschaft wird dies vor allem bei Frauen meist für inakzeptabel gehalten. Deshalb ist es überaus wichtig, mit einem engen Freund zu sprechen oder Beratung in Anspruch zu nehmen, um Gefühle auszudrücken und den Körper von emotionalem Schmerz zu befreien. Sie können die aufgestauten Emotionen auch loslassen, indem Sie in die Luft oder in ein Kissen schlagen oder den stampfenden »Krafttanz« der amerikanischen Indianer vollführen. Wenn Sie eine Trommel haben, so schlagen Sie die Trommel! Schütteln Sie die Hände aus, um jeglichen Streß aus dem ganzen Körper loszuwerden. Boxen Sie die Luft, um die ganze Energie nach außen zu bringen. Stampfen Sie auf und schreien Sie dabei »HO«, einen Laut, der tief aus dem Inneren und nicht nur durch die Kehle kommt. Wenn Sie über irgendjemand oder irgendetwas ärgerlich sind, so entledigen Sie sich Ihrer Gefühle auf diese sichere Art, anstatt sie im Inneren weiter brodeln zu lassen, bis sie schließlich explodieren!

Die Chinesen sind der Meinung, daß Menschen klare und entschlossene Taten unternehmen, wenn ihre Gallenblase gut arbeitet. Sie haben dafür auch den Ausdruck »Große Gallenblase« in der Bedeutung von »mutig«. Wenn das Holzelement gesund ist, sind wir anmutig und geschmeidig, und zwar sowohl auf der physischen wie auch auf der mentalen Ebene. Unsere Urteilskraft und Entschlußfähigkeit ist gesund, unser Sehvermögen klar, und unsere Aktionen entschlossen.

Bachblüten

Beech (Rotbuche)

Bei Personen mit angespanntem, steifem Körper und kritischem, reizbarem, unzufriedenem Bewußtsein löst und entspannt diese Blütenessenz die Rigidität von Körper und Geist und fördert Toleranz und Mitgefühl.

Holly (Stechpalme)

Heilsam bei aggressiven Emotionen wie Eifersucht, Neid, Frustration und aufgestautem Ärger wie auch bei offener Wut, Haß und Mißtrauen, das wir kaum mehr zurückhalten können. Holly hilft, diese Emotionen in ihr Gegenteil zu verwandeln, nämlich Mitgefühl und Liebe.

Scleranthus (Einjähriger Knäuel)

Diese Blütenessenz verleiht bei Entschlußlosigkeit Klarheit und damit die Möglichkeit, entschlossen zu handeln. Sie hilft bei Ruhelosigkeit, fluktuierenden Stimmungen und veränderlichen Symptomen, und zwar sowohl auf physischer wie auch auf emotionaler Ebene. Sie konzentriert das Bewußtsein und bringt Harmonie und innere Balance zurück.

Wild Oat (Waldtrespe)

Diese Blütenessenz verhilft uns zu mehr Orientierung und Zielbewußtsein, wenn wir unentschlossen und unklar sind.

Willow *(Gelbe Weide)*

Für Menschen, die Bitterkeit und Haß in sich tragen, die nachtragend sind und lieber andere beschuldigen, als ihre eigene persönliche Verantwortung zu übernehmen. Diese Essenz hilft uns, unsere negativen Emotionen zu akzeptieren und die Verantwortung für unsere Aktionen zu übernehmen, sie fördert Glaube, Ruhe und Optimismus.

Weitere Blütenessenzen für das Holzelement finden Sie im Kapitel über die Leber.

Affirmationen

- Meine Gallenblase erfüllt ihre Funktion gründlich und unterstützt auf diese Weise den Verdauungsprozeß.
- Ich bin imstande, meine Urteilskraft zu gebrauchen, um in meinem Leben klar und entschlossen zu handeln.
- Ich habe den Mut, alle möglichen unterdrückten Emotionen auf positive und konstruktive Art und Weise loszulassen.

Weitere Affirmationen für das Holzelement finden Sie im Kapitel über die Leber, S. 252.

Meditation für das Holzelement

Machen Sie sich zuvor mit dem Verlauf der Meridiane von Gallenblase und Leber vertraut. Beide sind bilateral, verlaufen also auf beiden Körperseiten. Bei dieser Meditation konzentrieren Sie sich jedoch nur auf die Meridiane einer Seite. Wenn Sie die Meditation auf Band aufnehmen, so sollten Sie deutlich und langsam in sanftem Ton und mit sanfter Stimme lesen.

Wählen Sie einen ruhigen Platz, entspannen, entkrampfen Sie sich. Schließen Sie Ihre Augen. Richten Sie Ihre Aufmerksamkeit auf die Atmung, und wenn sie allmählich tiefer wird, können Sie alle Gedanken loslassen, die Ihnen durch den Kopf gehen – wie Wolken im Himmel. Praktizieren Sie einige Minuten lang die Atemübung aus dem Kapitel über die Lunge.

Holzmeditation

Stellen Sie sich vor: Sie haben es sich zwischen den Wurzeln einer prachtvollen Buche in einer wunderschönen Waldlichtung bequem gemacht, in der goldenes Licht durch das hellgrüne Blätterdach einfällt und bis zu dem saftigen Olivgrün des Mooses reicht, das neben dem Baumstamm wächst. Ringsum schimmerndes grünes Licht und eine Atmosphäre der Stille und des Friedens. Auf schlanken jungen Baumschößlingen, die sich sanft im Wind wiegen, platzen frische Blattknospen auf. Die Atmosphäre ist geladen mit Energie und der Erwartung neuen Lebens, mit diesem inspirierenden Gefühl der Hoffnung auf einen frischen Neubeginn. Fühlen Sie die vibrierende grüne Farbe in Ihrer Umgebung, die Sie umarmt und Ihre Seele besänftigt. Frieden und Ruhe fließen mühelos durch Ihren Körper und Ihr Bewußtsein.

Richten Sie die Energie nun auf den großen Zeh, an dem der Lebermeridian beginnt. Visualisieren Sie, wie grüne Energie an diesem Meridian nach oben bis zur rechten Seite des Brustkorbes fließt, wo Leber und Gallenblase diese Farbe in sich aufnehmen. Spüren Sie, wie sie diese lebenswichtigen Organe stärkt und unterstützt, damit sie ihre Funktionen besser ausüben können. Dann wendet sich der Meridian nach innen und gelangt nach oben bis zum Auge.

Lokalisieren Sie die grüne Energie nun am äußeren Augenwinkel, an dem der Gallenblasenmeridian beginnt. Senden Sie das *chi* über Ihren Kopf und die Rückseite Ihres Halses bis zu den Schultern und fühlen Sie, wie es dort jegliche Muskelspannung löst, um dann am Gallenmeridian an der Seite des Körpers bis zur vierten Zehe hinabzulaufen, an der der Meridian endet.

Fühlen Sie das Aufwallen dieser Frühlingsenergie, die Sie zu einem neuen Beginn inspiriert und ermutigt.

Die Leber

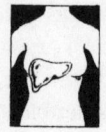

Die Leber ist ein keilförmiges Organ, das auf der rechten Seite des Körpers unter dem Zwerchfell und dem rechten Lungenflügel liegt.

Die westliche Funktion

Die Leber wiegt ungefähr eineinhalb Kilogramm, ist braunrotgefärbt und weist zwei Hauptlappen auf. Der rechte Lappen ist sechsmal größer als der linke. Früher glaubte man, daß man die Gesundheit eines Menschen im wesentlichen an der Gesundheit der Leber messen könne. Dieses lebenswichtige Organ erfüllt über fünfhundert verschiedene Funktionen und kann sogar sein eigenes Gewebe regenerieren. Wenn neunzig Prozent der Leber eines Menschen entfernt würden, so könnten die restlichen zehn Prozent das gesamte Organ wiederherstellen!

Die Leber speichert große Mengen von Blut, in dem wertvolle Mineralien und Vitamine und andere Nährstoffe enthalten sind. Das gesamte Blut aus Magen und Eingeweiden durchläuft die Leber und erlaubt eine vollständige und richtige Aufnahme der Nährstoffe. Wie die Milz, so ist auch die Leber ein wichtiger Speicher für das Blut im Körper, und im Bedarfsfall kann sie dieses Blut dann in den Körper abgeben.

Die Leber absorbiert und speichert Fette, Kohlehydrate und Proteine aus unserer Nahrung, die dann im Körper in Energie verwandelt oder als Fettgewebe abgelagert werden. Die Leber kann den Körper unterstützen, wenn er einen plötzlichen Bedarf an gesteigerter Energie signalisiert: Dies geschieht dadurch, daß sie gespeichertes Glycogen in den einfachen Zucker Glukose umwandelt, der dann unmittelbar in den Blutkreislauf abgegeben wird, damit die aktuellen Bedürfnisse des Körpers erfüllt werden und der Blutzuckerspiegel konstant bleibt. Proteine werden aufgespalten und in ihre kleineren Bestandteile, die Aminosäuren, verwandelt. (Den stickstoffhaltigen Bestandteil, der für die so gebildeten Aminosäuren nicht gebraucht wird, scheidet der Körper mit dem Urin aus.)

Die Leber erzeugt Galle, eine gelblich-grüne Flüssigkeit, die in der Gallenblase gespeichert und konzentriert wird. Die Galle unterstützt die Verdauung von Fetten und stimuliert die wellenartigen Kontraktionen der Peristaltik im Dickdarm. Bei unzureichender Gallenausscheidung kann es daher zu Verstopfung und Verdauungsproblemen kommen.

Eine der wichtigsten Aufgaben der Leber ist ihre Entgiftungsfunktion, denn sie filtert jede Minute mehr als einen Liter Blut, reinigt den Körper von Giften, Chemikalien und Drogen und spaltet Stoffe dieser Art in kleinere Komplexe auf, die dann leicht ausgeschieden werden können. Wenn die toxische Belastung jedoch zu hoch wird, können verschiedene Funktionen der Leber beschädigt werden, was zu einer Vielzahl von Symptomen einschließlich allergischer Reaktionen führen kann. Zu den klassischen Lebererkrankungen gehören die Leberzirrhose und die Gicht, die oftmals durch einen übermäßigen Alkoholgenuß entstehen. Wenn Personen leicht blaue Flecken bekommen, so heißt das, daß die Leber schwach ist und nicht genug Gerinnungsfaktoren (Prothrombin) erzeugen kann. Weitere Symptome eines Leberschadens sind Übelkeit, Erbrechen und Gallenstauung; eine der möglichen Folgen davon ist Migräne. Auch Hämorrhoiden haben mit der Leber zu tun: Wenn man dieses Organ gut behandelt und auch darauf achtet, den Darm regelmäßig zu entleeren, so werden die Hämorrhoiden in vielen Fällen bald schon der Vergangenheit angehören.

Die traditionelle chinesische Deutung

- Element: Holz
- Partnerorgan: Gallenblase
- Klima: Wind
- Jahreszeit: Frühling
- Farbe: Grün
- Tageszeit: Ein Uhr bis drei Uhr nachts
- Körpergewebe: Sehnen und Bänder
- Klang der Stimme: Schreien
- Sinnesorgan: Augen
- Reflektor: Nägel
- Geschmack: Sauer
- Emotion: Ärger

Symptome des Ungleichgewichts

Emotional
Ärger. Reizbarkeit. Verdrängung von Gefühlen. Depression. Unfähigkeit zu Planen oder zu Organisieren. Überexakte Planung. Ungeduld. Frustration. Launenhaftigkeit. Starrheit. Negatives Denken. Aggression, Schreien. Nervöse Anspannung.

Physisch

Übelkeit, Erbrechen. Mit Übelkeit verbundenes Kopfweh oder Migräne. Blähungen und Aufgedunsenheit des Bauches. Prämenstruelles Syndrom, Empfindlichkeit der Brust. Unregelmäßige, schmerzhafte Menstruationen. Verschwommenes, unklares Sehvermögen. Wahrnehmung von Punkten oder Flecken im Gesichtsfeld. Steife Muskulatur in Nacken und Schultern und am ganzen Körper. Hämorrhoiden. Blaue Flecken. Schwache Verdauung. Blähungen und Verstopfung. Schwache Fingernägel. Abneigung gegen Wind.

In der chinesischen Medizin ist die Leber eines der wichtigsten Organe. Als ihre Schlüsselfunktionen gelten die Speicherung von Blut und die Verteilung eines gleichmäßigen Energieflusses im ganzen Körper und im Bewußtsein. Wenn der Körper ruht, so speichert die Leber das Blut und reguliert die Blutmenge im Kreislaufsystem. Wenn diese Fähigkeit, Blut zu speichern und abzugeben, gestört ist, so führt dies zu einer Stockung des *chi*-Flusses im Körper. Wenn der Energiefluß unterbrochen wird, so können viele Symptome auftreten, welche die physischen und mentalen Spannungen im Psychoorganismus erhöhen.

Auch gynäkologische Probleme wie prämenstruelles Syndrom und Menstruationsprobleme haben mit der Leber zu tun, da der Lebermeridian um die Genitalzone im Körper läuft; in ähnlicher Weise kann es auch zu Brustempfindlichkeit kommen, wenn der Lebermeridian blockiert ist, da er auch durch die Brüste verläuft. Ein weiteres Symptom sind Brustknoten oder Knoten im Bereich der Genitalzone. Übermäßige Verspannung der Muskeln, vor allem in Nacken und Schultern ist ein weiterer Hinweis auf Leberprobleme.

Die Leber kann geschwollen oder erweitert sein, wenn die Ernährung zu viele gesättigte Fettsäuren oder Alkohol enthält. Wenn dieses Organ anschwillt, so drückt es gegen die Muskeln und Wirbel, und dadurch kann sich die Wirbelsäule verbiegen. Und weil die Nervenbahnen, die in der Wirbelsäule verlaufen, mit den inneren Organen verbunden sind, können Rückenschmerzen auf ein Ungleichgewicht der inneren Organe, vor allem der Leber, der Gallenblase, des Herzens, der Milz und der Nieren zurückzuführen sein. Rückenschmerzen, die auf eine Leberstörung verweisen, sind meistens im mittleren Teil des Rückens spürbar.

ANLEITUNG ZUR SELBSTHILFE FÜR DIE LEBER

Chinesische Ernährungslehre

Nahrungsmittel für das Holzelement

- Getreide: Weizen
- Fleisch: Huhn
- Gemüse: Lauch
- Obst: Pfirsich

Ernährungsratschläge

1. Essen Sie zu Frühlingsbeginn (der Jahreszeit, die dem Holzelement zugeordnet ist) warme Speise wie etwa gedünstetes Gemüse und fügen Sie möglichst viel grünes Gemüse hinzu, das in dieser Zeit wächst, also

zum Beispiel Senfblätter, Rettichblätter, Brunnenkresse, Spinat und Sauerampfer. Fügen Sie Ihrem
Speisezettel auch wieder kleine Salate bei.

2. Unbehandelte, unraffinierte, biologisch erzeugte
   Nahrungsmittel halten die Leber gesund und funk-
   tionstüchtig. Ein Speiseplan, der aus Vollkornpro-
   dukten, frischem Gemüse, Bohnen, Algen wie Nori,
   Wakame und Kombu sowie Fisch besteht, liefert eine
   optimale Ernährungsbasis, in der keinerlei chemi-
   sche Giftstoffe oder überschüssige Fette enthalten
   sind. Es heißt, daß dies auch die Nahrung ist, die die
   Basis für die Evolution des Menschen bildete.

3. Über Ihre Speisen können Sie Sesamkörner streuen.
   Sie sind eine wunderbare Nahrung für die Leber, da
   sie Proteine (mit nicht weniger als acht der essentiellen Aminosäuren), B-Vitamine und Vitamin E enthalten.

4. Chicory (Wegwarte) dämpft zu große Hitze in der Leber und kommt auch der Gallenblase zugute. Dieses
   Gewächs hilft auch bei Hepatitis, die mit Gelbfär-
   bung der Haut einhergeht.

5. Erdbeeren regen Leber und Nieren an und sind geeignet, um zu großen Harndrang und Schwindelge-
   fühle zu bekämpfen.

6. Auch Kaninchenleber hilft bei Schwindelgefühlen,
   außerdem schärft sie das Sehvermögen.

7. Weitere leberfreundliche Nahrungsmittel sind: Artischocken, Spargel, Beeren, Buchweizen, Kraut, Karotten, Sellerie, Löwenzahn, Fenchel, Knoblauch,
   Lauch, Zitrone, Hirse, ölhaltiger Fisch, Oliven, Petersilie, weiße Rüben, Zwiebel, Vollreis, Sesamöl, Sonnenblumenkerne und Kurkuma.

8. Vollkorngetreide wie Qinoa und Amaranth sind besonders gut für die Leber.

9. Ein sehr wirkungsvolles, dabei aber einfaches und billiges Rezept bei Leberstörungen ist ein Getränk aus einem Viertelliter heißen Wassers und einem Löffel Apfelessig. Allerdings sollten Sie es dann nicht einnehmen, wenn Sie viele Symptome von Hitze im Körper haben. Dann wäre frischer Zitronensaft günstiger, da er energetisch gesehen ein wenig »kühler« ist als Essig.

Abzuraten ist von Alkohol, gesättigten Fettsäuren in Käse, Sahne, Eiern und fettem Fleisch, von Schokolade, Kaffee, Orangen, Birnen, Erdnüssen und Nüssen überhaupt, von geschwefelten Trockenfrüchten, chemischen Zusätzen und raffinierten Genußmitteln.

Blutbildende Nahrungsmittel

Wenn im Körper nicht genügend Blut vorhanden ist, so kann dies sowohl in der Leber, wie auch im Gehirn, in wichtigen Körperorganen, in Muskeln und im ganzen Körper zu Ungleichgewichten führen. Denn das Blut ernährt den ganzen Körper. Die Qualität unseres Blutes kann durch unsere Ernährung verbessert werden.

1. Chlorophyllreiche Nahrungsmittel wie etwa blaugrüne Algen und Spirulina sind (vor allem in Verbindung mit Getreide) sehr zur Blutbildung geeignet.
2. Auch rote Bete sind für das Blut sehr günstig.
3. Blutstärkend sind ferner Aprikosen, Nierenbohnen, Adukibohnen, Mungbohnen, blaue Trauben, Heidelbeeren, Brombeeren, Brennesseln, Wasserkresse, Eier, Feigen und Fisch wie etwa Sardinen.
4. Daß Fleisch blutbildend wirkt, ist allgemein bekannt. Die traditionelle chinesische Medizin lehrt, daß man

genau das Organ essen sollte, das im eigenen Körper schwach ist. Wenn also Ihre Leber Unterstützung braucht, so sollten Sie Leber essen. Die Nieren können Sie durch Nierenenergie stärken usw. Wenn Sie dieses Prinzip anwenden, sollten Sie unbedingt darauf achten – vor allem bei Innereien – daß die Produkte aus biologischer Tierzucht stammen.

Heilende Kräuter und Gewürze

1. Petersilie und Löwenzahn sind besonders günstig für die Leber und können in Ihren Speisezettel Eingang finden, allerdings nur, wenn Sie sicher sind, daß Ihre Löwenzahnblätter pestizidfrei sind. Kräuterkundige wissen um die Heilkraft dieser Gewächse und empfehlen sie, um der Leber und dem Blut einen »Frühlingsputz« zukommen zu lassen.
2. Gewürze wie Kardamom, Kümmel, Pastinak, Ingwer und schwarzer Pfeffer sowie Meerrettich lösen Leberstauungen. Überscharfe Speisen wie Pfefferschoten können sie jedoch verstärken.
3. Weitere wohltuende Küchenkräuter sind: Lorbeerblätter, Basilikum, Rosmarin und Minze.
4. Auch Kamillentee, vor allem, wenn er aus den ganzen Kamillenblüten selbst gebraut wird, unterstützt und reinigt die Leber. Pfefferminze erleichtert die Verdauung.
5. Eine Affinität zur Leber besitzt auch die Süßholzwurzel, die das Leber-*chi* harmonisiert und balanciert. Sie können Süßholz als Tee in Reformhäusern oder Bioläden kaufen, aber auch als Wurzel, auf der Sie dann kauen können.
6. Dang gui-Wurzel ist ein vor allem für Frauen geeignetes leberfreundliches Kraut.

7. Ungesättigte Fettsäuren sind günstig für die Reinigung der Leber; am besten nimmt man sie am Morgen auf leeren Magen zu sich oder auch zwischen elf Uhr und drei Uhr nachts; dies ist die Zeit, in der das Holzelement am aktivsten ist.

8. Vielleicht finden Sie im Handel auch ein antioxidierendes Vitaminpräparat, das Selen, Vitamin C und E und beta-Karotin enthält und Ihnen hilft, Leberschädigungen durch freie Radikale zu verhindern.

9. Blaugrüne Algen unterstützen und nähren die Leber ganz wunderbar, sie verjüngen nicht nur ihr Gewebe, sondern entgiften es auch. Auch ihre Farbe gilt in der chinesischen Medizin als heilsam für eine zu »hitzige« Leber.

10. Auch Kelp und andere Algen sind eine nützliche Zutat bei Stauungen der Leberenergie.

Die Leber reinigen

Seit vielen Jahrhunderten hat die Reinigung der Leber absolute Priorität in der Naturmedizin. Dies ist insbesondere der Fall bei Menschen, die schlaff sind, stark auf Alkohol reagieren, unter Nahrungsallergien leiden oder braun-grüne beziehungsweise dunkelbraune Augen haben. (Der Irisdiagnose zufolge neigen Menschen mit dieser Augenfarbe verstärkt zu Störungen der Leber und des Verdauungssystems). Wenn Sie den Anblick oder den Geruch von gebratenen, fetthaltigen Speisen nicht mehr ertragen, so ist dies ein deutliches Zeichen dafür, daß die Leber auf irgendeine Weise gestört ist. Auch eine plötzliche Unverträglichkeit von Früchten, vor allem Orangen, wäre ein weiterer Hinweis, denn dies zeigt, daß die Leber ihre Fähigkeit zur Verdauung von Fruchtsäuren verloren hat.

Bevor man die Leber kuriert, ist es äußerst ratsam, etwas für den Dickdarm zu tun, damit alle etwaigen Abfälle ausgeschieden werden, bevor neue Giftstoffe aus der Leber in den Blutkreislauf entlassen werden. Die Leberentgiftung sollte man nur Schritt für Schritt angehen, da sich Alkohol, Arzneidrogen und Giftstoffe im Laufe vieler Jahre ansammeln. Die Leber sendet erst dann Krankheitssignale aus, wenn die Störung schon weit fortgeschritten ist. Deshalb sollte man dieses lebenswichtige Organ unbedingt prophylaktisch unterstützen.

Ein Drink zur Reinigung der Leber

Trinken Sie als erstes jeden Morgen ein großes Glas mit frischem Karottensaft aus organischen Karotten. Diesem Saft geben sie einen großen Teelöffel kaltgepreßtes Öl bei (entweder Olivenöl oder eine Ölmischung, die reich an essentiellen Fettsäuren ist), sowie den Saft von zwei Zitronen. Auch zwei bis vier Kapseln von blaugrünen Algen tun der Leber sehr gut, außerdem enthalten sie eine große Menge von natürlichen Vitaminen und Mineralien. Auch Säfte aus einer Mischung von roten Beten, Karotten, Zitronen und Äpfeln sind wohltuend. Diesen Drink sollten Sie mindestens zwei Wochen lang – vorzugsweise im Frühling oder Frühsommer – zu sich nehmen.

Körperübungen

Nachdem unsere Körperenergie in den Wintermonaten gewissermaßen geschlafen hat, müssen wir den Körper im Frühjahr nähren und auf die neue Periode der Aktivität vorbereiten. Beginnen Sie mit sanften Körperübungen und erweitern Sie Ihr Bewegungsprogramm nach und nach im Laufe des Frühjahrs; gleich am Frühlingsanfang sind anstrengende und erschöpfende Körperübungen nicht ratsam. Der Körper braucht seine Zeit, um sich an die neue Jahreszeit anzupassen, damit sich die Energie nach und nach von innen her aufbaut.

Wenn die Leberenergie blockiert ist, so sind einige Aerobic-Übungen und Dehnübungen angebracht, um die Sauerstoffaufnahme zu steigern. Wenn diese Blockaden sehr stark sind, und wenn sich innerer Ärger angesammelt hat, so ist es durchaus hilfreich, wenn Sie mit Kickboxen beginnen oder sich einen Sandsack kaufen, um all diese Frustrationen loszuwerden. Aber wichtig ist auch hier ein gesundes Maß, denn zuviel Übungen und physische Anstrengungen sind für kein Organ günstig.

Da ein Leber-Ungleichgewicht Verspannungen im Körper hervorruft, können Sie ihre Muskeln durch Dehnübungen geschmeidig machen und den aufgestauten Druck auflösen. Ebenso wie die Leberstauung den Körper starr und unflexibel macht, so können Sie durch Dehnung und Lockerung auch eine günstige Wirkung auf die Leber hervorrufen.

Auf Seite 220 sehen Sie eine Übung für den Leber- und Gallenblasen-Meridian.

Heilende Berührung

Reflexologie

Der Reflexpunkt für die Leber liegt auf dem rechten Fuß. Massieren Sie ihn sanft – dabei können Sie Talkum verwenden – und massieren Sie Ihre Füße dann mit einem Basisöl (Olive, Sonnenblume, Aprikose, Mandel etc.), dem Sie einige Tropfen Ihres bevorzugten ätherischen Öles beigemischt haben. Dieser Mischung können Sie auch eine oder zwei passende Bachblüten hinzufügen. Um die beste Wirkung zu erzielen, massieren Sie diese Tinktur sowohl auf den Akupressurpunkt Leber 3 wie auch auf den Reflexpunkt auf der Fußsohle. Atmen Sie tief ein, visualisieren Sie die Farbe Grün und sprechen Sie den Laut für die Leber: SCH. Schieben Sie alle Ablenkungen beiseite und bewahren Sie Ihre Seelenruhe. Diese Massage verbunden mit der Entspannung ist eine der besten Methoden, um die Leber zu schützen.

**Abb. 31: Reflexpunkt für die Leber
(dunkel hervorgehoben)**

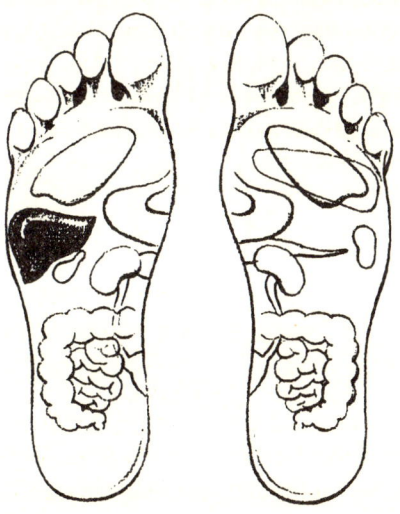

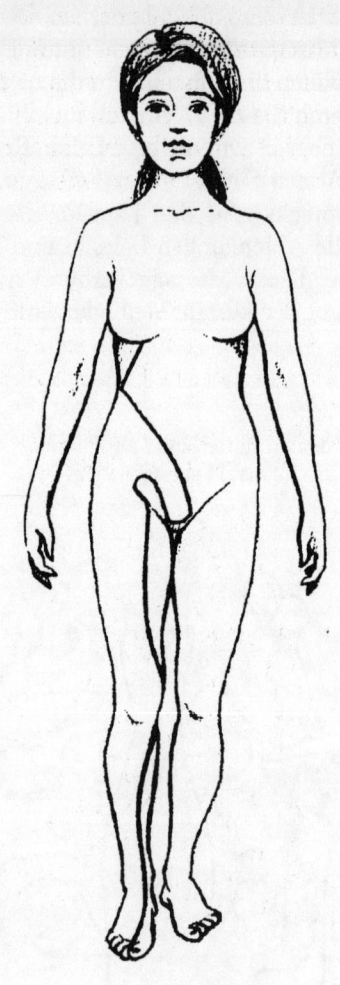

Abb. 32: Der Lebermeridian

Der Lebermeridian (Abb. 32) beginnt auf der Oberseite der großen Zehe, läuft auf der Innenseite des Beines nach oben, wandert in und um die Geschlechtsorgane und durch die Leber und Gallenblase hindurch. Von hier aus steigt der Lebermeridian zum Hals empor, bis er schließlich beim Auge endet. (Der innere Teil ist auf der Zeichnung in Abb. 32 nicht dargestellt.)

Leber 3

Dieser Punkt gilt als besonders wichtig für die Behandlung der Leber (s. Abb. 33). Er liegt in der Höhlung zwischen dem ersten und zweiten Fußknochen auf der Ober-

**Abb. 33: Der Akupressurpunkt Leber 3
(unter dem rechten Daumen)**

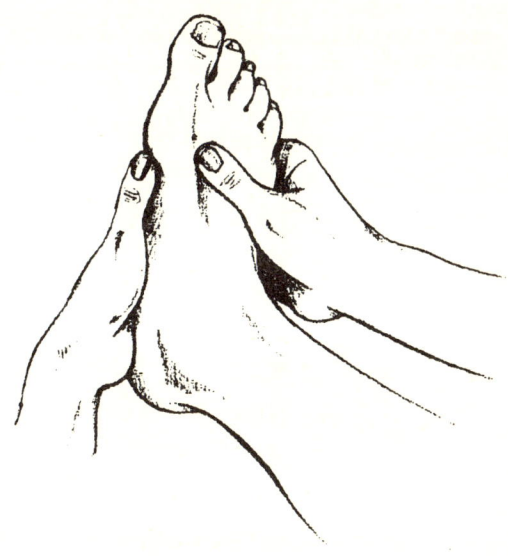

seite des Fußes etwa zweieinhalb Fingerbreit vom Beginn der Zehen entfernt. Die Behandlung dieses Punktes beruhigt das Nervensystem, mindert die Reizbarkeit, stärkt das Immunsystem und die Leber, verhindert beziehungsweise lindert Kopfschmerzen, befreit von Süchten nach bestimmten Nahrungsmitteln, reduziert allergische Empfindlichkeit, überwindet die Wirkung von zuviel körperlichen Anstrengungen, Anspannungen, Streß, aber auch Toxinen im Körper und steigert die Durchblutung der Füße und Beine. Reiben Sie diesen Punkt ein bis zwei Minuten lang sanft mit dem Daumen.

Gouverneursgefäß 20

Dieser Punkt, der genau auf der Kopfmitte (s. Abb. 34) liegt, heißt »Punkt der tausend Begegnungen«; er ist äußerst wertvoll, um das Leber-*chi* zu heben und zu verteilen.

Abb. 34: Der Akupressurpunkt Gouverneursgefäß 20 (ziehen Sie eine imaginäre Linie von der Oberseite des Ohres bis zur Kopfmitte)

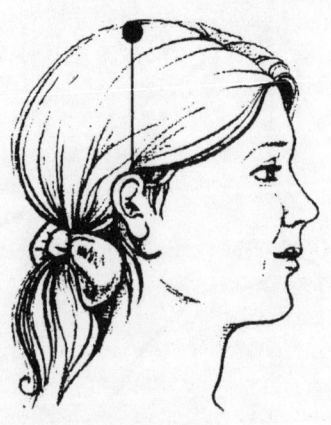

Ätherische Öle

Bergamotte

Dieses Öl harmonisiert das Leber-*chi* und ermöglicht dadurch einen gleichmäßigen Energiefluß durch den ganzen Körper. Es regelt und beruhigt das Nervensystem (wobei nervliche Anspannung oftmals durch die Stauung von *chi* in der Leber entsteht. Intensitätsfaktor: Mittel

Bitterorange

Dieses Öl löst Stauungen des *chi* in Leber, Magen und Eingeweiden und lindert dadurch emotionale Anspannung, Schlaflosigkeit und Migräne, die mit Erbrechen einhergeht. Es ist sehr günstig für Verdauungsprobleme wie Bauchblähungen, Übelkeit, Erbrechen und Verstopfung. Es stimuliert die Leber und die Gallenblase, regt den Gallenfluß an und unterstützt den Körper dadurch bei der Aufspaltung der Fette. Es kann auch Workaholics helfen, die sich keine Fehler erlauben und entspricht dem Bachblütenheilmittel Rock Water. Intensitätsfaktor: Mittel

Kamille

Dieses Öl lindert emotionale Spannungen, Frustrationen und Depressionen. Wenn das *chi* sehr blockiert ist, so kann dadurch die Blutzirkulation beeinträchtigt werden, ein Zustand, der in der chinesischen Medizin als »Blutstauung« bezeichnet wird. Dies kann auch Menstruationsbeschwerden und Schmerzen verursachen, aber die wunderbaren schmerzstillenden Eigenschaften der Kamille schaffen hier Abhilfe. Intensitätsfaktor: Stark

Grapefruit

Dieses Öl kühlt eine überhitzte und vernachlässigte Leber. Es entgiftet und reinigt den Körper und regt ein schlaffes Lymphsystem wieder an. es duftet wunderbar fruchtig und aufmunternd und kann Frustration und Anspannung aufheben. Menschen mit Eßstörungen oder Personen, die den Kühlschrank plündern, wenn Sie sich unter Druck fühlen, hilft dieses Öl, ihre Schuldgefühle und Selbstvorwürfe loszuwerden, die einer solchen »Entgleisung« meist folgen. Es heilt jenen verletzlichen inneren Teil unseres Wesens, der sich durch die Eßstörung Gehör verschaffen wollte. Intensitätsfaktor: Mittel

Lavendel

Dieses Öl befreit die Leber von Wut, Ärger und Erschöpfung. Es entspannt die Nerven, heilt Frustrationen und Ärger, beruhigt heftige Stimmungen, heilt Blähungen, Kopfweh und Menstruationsstörungen. Genauso wie es die Unannehmlichkeit eines Sonnenbrandes lindert, so kann es auch die verborgene Hitze, die sich in der Leber aufgestaut hat, und dementsprechend auch unklare überhitzte Emotionen auflösen. Intensitätsfaktor: Schwach

Neroli

Dieses Öl beruhigt das Bewußtsein, entspannt das Nervensystem und erhebt auf sanfte Weise den Geist. Für sensible

Seelen, die dazu neigen, sich zu überarbeiten und sich selbst zu sehr anzutreiben, und dann mentaler und emotionaler Erschöpfung anheimzufallen, ist es besonders wohltuend. Es tröstet und stärkt das Bewußtsein, den Körper und Geist und läßt Balance und Harmonie wiedereinkehren. Intensitätsfaktor: Mittel

Emotionen

Die Emotion, die von der Leber gesteuert wird, ist der Ärger. Dies ist nicht verwunderlich, da ja auch das Schreien als stimmliche Äußerung der Leber zugeordnet wird. Eine der biochemischen Aufgaben der Leber besteht darin, Giftstoffe aus dem Blut zu absorbieren und zu speichern. Auf emotionaler Ebene scheint sie eine ebensolche Rolle zu spielen, wenn sie Ärger »absorbiert« und uns dadurch vor Depressionen oder emotionaler Erschöpfung schützt. Aber wenn die Gefühle, und eben auch die Gefühle von Haß und Zorn chronisch blockiert sind, so kann dies in einem Wechsel von Ärger und Depression resultieren. Depressionen des Leber-Typus folgen immer auf Zeiten von langandauerndem Streß und Druck, die letztlich auch ihren Tribut vom Individuum fordern.

Auch Süchte sind eng mit der Leber verbunden, und dabei spielt es keine Rolle, ob es um Alkohol, Drogen oder bestimmte Speisen geht. Die emotionale Spannung, die Süchte entstehen läßt, verspürt man in der Leber. Da sie eine mächtige Entgiftungsanlage ist, wird sie zur Mülldeponie all jener giftigen Aspekte unseres Wesens, die wir nicht auszudrücken vermögen: Haß, Neid, Wut, Eifersucht und Selbstablehnung. Wenn sich diese Emotionen in der Leber stauen, so wird deren Funktion geschwächt und behindert. Wenn sich negative Gefühle und Gedanken ansammeln, so kann dies eine schädliche Wirkung auf das Immunsystem und die Fähigkeit des Körpers, Infektionen zu besiegen, haben. Die Energie, die durch bestimmte unterdrückte Emotionen entsteht, sammelt sich in Form von Spannung und verhärteten Muskeln in Schultern, Nacken und Rücken. Und wenn es Ärger ist, der der Leber und Gallenblase zugeordnet wird, so kann es sogar zu Schmerzen in der Mitte des Rückens kommen.

Um die Gesundheit wiederherzustellen, ist es wichtig, sich mit dem Ärger auseinanderzusetzen und auch zuzulassen, daß er nach außen tritt. Manchmal ist es nicht ratsam, Frustrationen öffentlich abzulassen. In diesem Fall sollten Sie irgendeinen privaten und ruhigen Raum finden und dort die Situation, die Sie erzürnt und frustriert hat, noch einmal durchspielen. Visualisieren Sie die Person oder Situation und sagen Sie genau das, was Sie gerne schon früher gesagt hätten, und zwar ohne Einschränkungen! Sie können Ihre Gefühle aber auch in Form eines Briefes zu Papier bringen, auch das hilft. Da Sie den Brief ja nicht an die betroffene Person abschicken, können Sie ihrem Zorn freien Lauf lassen. Wenn Ihre Emotionen so stark unterdrückt sind, daß Sie mit Ihrem Ärger nicht einmal in Berührung kommen (auch das ist ein Zeichen für ein Leber-Ungleichgewicht), so kann es ratsam sein, professionelle Hilfe in Anspruch zu nehmen. PsychotherapeutInnen können Ihnen helfen, mit diesen Gefühlen in Kontakt zu kommen und sie auch ausdrücken zu lernen.

Wenn aufgrund von Frustrationen in der Familie, in der Arbeit oder in der Schule das Leber-*chi* zu stagnieren beginnt, so begeben Sie sich einfach an irgendeinen ruhigen Ort und lassen Sie Ihren Ärger physisch spürbar werden: Schlagen Sie mit der Faust in die Luft, auf ein Kissen oder das Bett, stampfen Sie mit den Füßen auf und lassen Sie gleichzeitig Ihre geballten Fäuste vorschnellen. Rufen Sie dabei HOHOHOHO (dies ist eine Methode, die in einigen

Indianerstämmen beliebt ist). Das soll aber richtig kraftvoll und bestimmt klingen! Und dann kann es Wunder wirken.

Zusammen mit ihrer Partnerin, der Gallenblase gilt die Leber als Planungsorgan des Körpers, gewissermaßen als innerer Filofax. Von ihr gehen Entscheidungen aus. Wenn die Leberenergie stagniert, so tritt unentschlossenes und unorganisiertes Verhalten in Erscheinung. Deshalb können viele Probleme, die mit schlechter Planung und Zeiteinteilung zu tun haben, oder umgekehrt eine Manie, alles bis ins kleinste Detail vorausplanen zu müssen, auf eine Leberstörung hinweisen.

Auf einer spirituelleren Ebene betrachtet, ist die Leber das Organ, in dem *Hun* – die spirituelle Seele – lebt. *Hun* haßt Alkohol, Gifte und Emotionen wie Haß und Ärger; wenn sie zugegen sind, so flüchtet *Hun* aus dem Körper, und das kann katastrophal sein! Aber gute Taten und mitfühlendes Verhalten rufen sie wieder zurück! Diese Art der Seele gedeiht, wenn Menschen Zielbewußtsein und Visionen haben; ohne sie wird sie unzufrieden und verzweifelt, und die Stauung von Leber-*chi* trägt noch zu diesem Verlust von Ehrgeiz und Motivation bei. Aber Öle und Bachblüten können die Harmonie für Körper, Seele und Geist wiederherstellen.

Bachblüten

Impatiens (Drüsentragendes Springkraut)

Günstig bei Stimmungsumschwüngen, Ungeduld, Ärger, inneren Spannungen, Überreaktionen und allgemeiner Reizbarkeit. Es lindert Gefühle, als ob man in einem »Dampfkochtopf« gefangen sei und erzeugt Mitgefühl, Sanftheit, Einfühlungsvermögen und Verständnis für andere Menschen.

Rock Water *(Wasser aus heilkräftigen Quellen)*

Für die Perfektionisten unter uns, die unablässig nach Höherem streben und dadurch überspannt und reizbar werden. Diese Menschen können so starr und streng sein, daß sie sich alle Freuden des Lebens versagen und auf diese Weise noch mehr Stauung des Leber-*chi* erzeugen. Sie können dieses Wasser auch Ihrem Badewasser zusetzen – etwa sechs Tropfen, eventuell auch zusammen mit dem ätherischem Öl der Bitterorange, das sehr gut zu »Rock Water« paßt.

Vervain *(Eisenkraut)*

Für Workaholics, die sich oft überarbeiten und auf körperlicher Ebene typische Lebersymptome wie Kopfweh, Migräne, Verspannung und Augenreizungen aufweisen. Eisenkraut hilft uns, Situationen besser annehmen zu können, loszulassen und im Fluß zu bleiben. Es kanalisiert unsere natürliche Begeisterung und ermöglicht ein Leben, das rundum ruhiger und entspannter ist.

Weitere Bachblüten für das Holzelement finden Sie im Kapitel über die Gallenblase, S. 228.

Affirmationen

- Ich achte meine Leber und vertraue darauf, daß sie ihre verschiedenen und komplexen Funktionen voll und ganz vollzieht.
- Ich bin ruhig, voller Vertrauen und imstande, mein Leben zu organisieren und zu planen.

- Ich bin flexibel und nachgiebig, mein Körper bewegt sich anmutig und leicht.
- Die Lebenskraft (*chi*) bewegt sich frei durch meinen ganzen Körper, mein ganzes Bewußtsein und zerstreut alle Stauungen.
- Ich erfülle die Leber mit einem heilenden grünen Licht, das meinen Geist beruhigt, Spannungen löst und mich mit einem Gefühl von Frieden und Wohlbefinden erfüllt.

Siehe auch das Kapitel über die Gallenblase. Dort finden Sie weitere Affirmationen für das Holzelement.

Meditation für das Holzelement

Siehe das Kapitel über die Gallenblase, S. 229-231.

5. Das Metallelement

Organpaare

Lunge und Dickdarm sind die Partnerorgane des Metallelementes. Die Lunge stößt Kohlendioxid aus, und der Dickdarm entfernt feste Abfallstoffe aus dem System. Wenn dieser Abfall nicht oft genug aus dem Körper ausgeschieden wird, so kann dies die Haut beeinträchtigen. Sie gilt in der traditionellen chinesischen Medizin als »Dritte Lunge«; sie gehört zum Metallelement und kann auf erschlaffte Eingeweide hinweisen, da Giftstoffe, die zu lange im Mastdarm verbleiben, durch die Haut ausgeschieden werden. Dieser Teil des Eingeweides ist einer der wichtigsten Ausscheidungswege der Selbstreinigung – zusammen mit Nieren, Blase, Lunge und Haut entfernt er Abfallstoffe aus dem Körper. Er beherbergt auch körperfreundliche Bakterien, die B-Vitamine bilden und die Anzahl von schädlichen, pathogenen Bakterien auf ein Minimum reduzieren können.

Klima

Trockenheit: Eine leidenschaftliche Vorliebe für trockenes Wetter oder umgekehrt eine starke Abneigung dagegen verweisen auf ein Ungleichgewicht des Metallelementes. In der Natur spiegelt der Herbst Trockenheit wider, wie man an den Blättern sehen kann, wenn sie ihre Feuchtigkeit verlieren, zusammenschrumpfen und sich von den Zweigen lösen, an denen sie seit dem Frühling hingen.

Jahreszeit

Der Herbst ist die Zeit, in der man über das vergangene Jahr nachdenkt und sich auf die Wintermonate vorbereitet, man zieht sich von der Außenwelt zurück. In dieser Zeit sollte man die Rückseite des Nackens vor Wind schützen, der nun immer kühler wird. Andernfalls ist man nach den heißen Sommermonaten eher für kleine Krankheiten anfällig.

Farbe

Weiß. Wer auf weiße Kleidung geradezu versessen ist oder diese Farbe heftig ablehnt, leidet vielleicht unter einem Ungleichgewicht des Metallelementes. Der traditionellen chinesischen Medizin zufolge deutet auch ein weißer Schimmer auf dem Gesicht auf Lungenprobleme hin; aber auch in der westlichen Medizin betrachtet man weiße oder blasse Haut als Zeichen, daß die Lunge zu eng ist, oder daß irgendeine Stauung in dieser Gegend den Kreislauf behindert.

Tageszeit

Drei Uhr nachts bis fünf Uhr morgens (Lunge): Wenn Sie unter Störungen dieses Organes leiden, so kann es vorkommen, daß Sie in diesem Zeitraum aufwachen und unter Umständen sogar mit Atemnot zu kämpfen haben. Dies zeigt, daß Sie bezüglich der Emotion des Kummers, die dem Metallelement zugeordnet wird, ungelöste Probleme mit sich tragen. Extreme Traurigkeit schadet der Lunge, und Personen, die eine Zeit des Kummers, des Grames durchleben, haben oft auch Ausscheidungsprobleme des Dickdarms. Die Tageszeit für dieses Organ liegt zwischen fünf Uhr und sieben Uhr morgens; nach der traditionellen chinesischen Medizin ist dies die beste Tageszeit für die erste Darmentleerung. Wenn Sie irgendwelche Ungleichgewichte im Dickdarm haben, so hilft es dem Körper, sich auf wirksame Weise von Giftstoffen zu reinigen, wenn Sie zu dieser Zeit aufstehen.

Körpergewebe

Die Haut gilt als dritte Lunge und atmet ganz genau so wie auch die Lunge selbst. Auch in der westlichen Medizin ist die Verbindung zwischen Lungenproblemen und Haut sehr gut dokumentiert: Kinder, bei denen starke allopathische Mittel gegeben wurden, um Hautekzeme zu unterdrücken, entwickeln in der Folge oftmals Asthma. Man weiß, daß viele Hautprobleme wie etwa Psoriasis, Ekzeme, rauhe trockene Haut und rote Flecken auf ein Ungleichgewicht im Körper verweisen, das unmittelbar mit der Lunge in Verbindung steht. Die Beziehung zwischen Haut und Lunge und deren Atmungsfunktion ist ein wichtiges diagnostisches Werkzeug der chinesischen Medizin. Auch die Ausscheidung wird mit der Haut in Verbindung gebracht, denn die Haut nimmt ebenfalls am Ausscheidungsprozeß teil. In Japan gilt seit alters her die Anschauung, daß die Haut den Zustand der inneren Organe widerspiegelt: Wenn Sie in irgendeiner Weise ermüdet sind, so wird sich dies auf der Haut zeigen.

Klang der Stimme

Der Klang des Metallelementes ist eine weinerliche Intonation, die nicht immer mit wirklichen Tränen auftritt. Oftmals schwebt auch ein Klang von Traurigkeit und Verlust mit, denn Kummer ist die Emotion des Metallelementes. Die Stimme ist immer auch sehr sanft, fast engelhaft oder ätherisch.

Sinnesorgan

Normalerweise atmen wir durch die Nase. In der traditionellen chinesischen Medizin ist die Lunge nie von der Nase getrennt, denn sie ist ja das Sinnesorgan des Metallelementes. Beeinträchtigungen der Nase wirken sich unmittelbar auch auf die Lunge aus; und ganz genau so werden Störungen der Lungenfunktion auch durch Probleme der Nasensekretion begleitet. Alle Ausscheidungen aus Schleimhäuten im ganzen Körper werden dem Metallelement zugeordnet. Ein Mangel an Schleim kann zeigen, daß der Körper überhitzt ist, was zu Trockenheit auf der Hautoberfläche führt. Umgekehrt verweist aber auch ein Überschuß an Schleim auf eine Störung der Lunge. Trockenheit in der Kehle oder Nase, Husten, Atemschwierigkeiten, Schmerzen in der Lunge, eine heisere Stimme, eine laufende Nase und Stirnhöhlenkatarrh – das alles hat mit dem Metallelement zu tun. Oftmals ist auch der Geruchssinn beeinträchtigt, wenn die Energie des Metallelementes nicht richtig balanciert ist.

Reflektor

Die physische Manifestation des Metallelementes ist die Körperbehaarung. Ein Übermaß oder auch der Verlust von

Körperhaar verweist auf ein Ungleichgewicht. Das Kopfhaar wird jedoch den Nieren zugeordnet.

Symptome des Ungleichgewichts

Ödeme, feuchte Haut, überschüssiger Schleim und abnormales Schwitzen oder Mangel an Schweiß – alles das verweist auf die Lungenfunktion, da die Lunge zusammen mit dem Wasserelement eine wichtige Rolle bei der Regelung der Körperflüssigkeiten einnimmt. Umgekehrt kann Feuchtigkeitsmangel zu gefährlicher Trockenheit im Körper führen – Mangel an Körpersekreten, ausgemergelte Gestalt, Anämie, Appetitmangel und eine weiße, ätherische Erscheinung sind die Symptome. Die Haut ist gespannt, und der Schweiß deshalb spärlich. Auf übertragener Ebene besitzt der Dickdarm die Fähigkeit, eine Vorwärtsbewegung in unserem Leben anzutreiben, indem er Entwicklung und Veränderung unterstützt. Beengtheit und zynisches Verhalten entstehen, wenn die Energie des Dickdarms zu schwach ist. Der traditionellen chinesischen Medizin zufolge sind Nasenbluten, Entzündungen und Schwellungen des Halses, Durst und trockener Mund, Zahnweh und Schmerzen entlang des Dickdarmmeridians Symptome des Ungleichgewichts. Bei Darmstörungen, insbesondere chronischer Verstopfung, kann es zu einem Blutstau im Mastdarm kommen.

Die Lunge

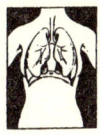

Die Lunge ist ein nach oben schmal zulaufendes Organ innerhalb des Brustkorbes, das durch eine Muskelschicht – das Zwerchfell – von den Bauchorganen getrennt ist.

Die westliche Funktion

Die Hauptfunktion der Lunge besteht darin, den Körper mit Sauerstoff zu versorgen, der dann durch das Blut im Kreislauf in die Zellen transportiert wird. Die verbrauchte Luft, die aus Giftstoffen und Kohlendioxid besteht, wird bei der Ausatmung von der Lunge ausgeschieden.

Eine gute Durchlüftung der Lunge ist dann gewährleistet, wenn die Luft rein ist und das Lungengewebe gesund. Aber da unsere Umweltbedingungen sich von Jahr zu Jahr verschlechtern, ist unsere Lungenfunktion leider oftmals beeinträchtigt. Jeder Teil des Körpers – Organe, Blut und Zellen – kann durch Stoffe vergiftet werden, die aus der äußeren Umwelt aufgenommen werden. Auch die innere Umwelt kann auf die Lunge einwirken: emotionaler Streß kann unser wichtigstes Atmungsorgan kontrahieren und blockieren und auf diese Weise den Übergang der Nahrungsstoffe in das Blut behindern.

Eine Schwäche der Lunge zeigt sich an einer Anfälligkeit für Asthma, Emphyseme, Bronchitis und Entzündungen von Hals, Stirnhöhlen und Brust. Luftverschmutzung und ein hoher Streßpegel können das Immunsystem und die Lunge schwächen und zu allergischen Reaktionen wie Heuschnupfen und Asthma beitragen. Eine sehr weiße oder blasse Haut kann auf einen Mangel von Hämoglobin im Blut und eine mögliche Lungenschwäche hinweisen – Hämoglobin ist ein Eiweißstoff, der Sauerstoff und Eisen transportiert. Rauchen schädigt die Lunge und erzeugt Hitze und Trockenheit; auch ein übermäßiger Fettkonsum schwächt die Lunge, denn die Fähigkeit des Blutes, Sauerstoff zu transportieren, wird durch ein Übermaß an Cholesterin und Fett beeinträchtigt. Die Gefahren des Rauchens sind bestens dokumentiert, aber es gibt ein interessantes Detail, das weniger bekannt ist, nämlich daß Raucher winzige Mengen von Nikotin im Speichel haben. Dies wiederum behindert die Erzeugung der Magensäfte und beeinträchtigt dadurch die Verdauung.

Die traditionelle chinesische Deutung

- Element: Metall
- Partnerorgan: Dickdarm
- Klima: Trockenheit
- Jahreszeit: Herbst
- Farbe: Weiß
- Tageszeit: Drei Uhr bis fünf Uhr morgens
- Körpergewebe: Haut
- Klang der Stimme: Weinerlich
- Sinnesorgan: Nase
- Reflektor: Körperhaar
- Geschmack: Scharf
- Emotion: Traurigkeit

Symptome des Ungleichgewichts

Emotional

Traurigkeit. Unfähigkeit, loszulassen. Apathie, Langeweile. Mangel an Inspiration. Melancholie. Pessimismus. Distanziertes, unzugängliches Verhalten.

Physisch

Atemschwierigkeiten. Asthma, Emphysem. Atemnot. Sehr weiche Stimme. Husten, Halsprobleme. Stirnhöhlenkatarrh, Psoriasis, Ekzem, trockene Haut. Nasenprobleme. Übermaß oder Mangel an Schweiß. Schleim oder Trockenheit im Körper. Schwacher Geruchssinn. Abneigung gegen Trockenheit.

In der traditionellen chinesischen Medizin heißt es, daß die Lungen der Atemluft reines *chi* entziehen und mit Nahrungs-*chi* aus der Milz vereinen. Die Lunge verteilt das *chi* über den ganzen Körper und ernährt auf diese Weise das Gewebe und fördert alle physiologischen Prozesse. Die Lunge steuert den Atem und ist für die Erzeugung von »Verteidigungs-*chi*« verantwortlich. Dieses *chi* schützt uns vor äußeren Klimafaktoren wie Wind, Kälte und Feuchtigkeit – alles Einflüsse, die für die Lunge schädlich sind. Sie verteilt dieses »Verteidigungs-*chi*« über die Flüssigkeiten, die sich im ganzen Körper im Zwischenraum zwischen Haut und Muskeln befinden. Durch die gleichmäßige Verteilung des »Verteidigungs-*chi*« unter der Haut kann es seine Funktion bei der Erwärmung der Haut und der Muskeln erfüllen und auf diese Weise zum Schutz des Körpers beitragen. Wenn die Lungenenergie schwach ist, sinkt unsere Widerstandsfähigkeit, und wir sind anfälliger für Infektionen.

Die Atmungsfunktion wirkt auf alle Rhythmen des *bodymind*, unseres psychophysischen Organismus ein, auch auf die Blutzirkulation. Durch Atmung und Ernährung wird der

Körper und sein Energiezustand regeneriert. Aber weil die Atmung so einfach und für das Leben so elementar ist, wird sie oftmals übersehen, solange kein spezifisches Atmungsproblem wie Asthma oder Atemnot auftritt.

Der chinesischen Tradition zufolge besteht die höchstrangige Funktion der Lunge darin, daß sie als »Energieempfänger« agiert und Energie auf jeder Ebene aus der Außenwelt in unseren Organismus aufnimmt. Wir atmen ebensosehr auf der emotionalen Ebene wie auch auf der physischen Ebene. Dies drückt sich in Redewendungen wie »atemlos vor Aufregung« oder »atemberaubend« aus. Auch der Kehlkopf gehört zum Atmungssystem, deshalb steuert der Lungenmeridian auch die Stimme. Wenn der Klang der Stimme »tonlos« ist, so kann dies auf einen Mangel an Körperenergie – *chi* – hinweisen.

ANLEITUNG ZUR SELBSTHILFE FÜR DIE LUNGE

Chinesische Ernährung

Nahrungsmittel des Metallelementes

- Getreide: Reis
- Fleisch: Pferd
- Frucht: Kastanie
- Gemüse: Zwiebel

Wenn ein Element aus dem Gleichgewicht geraten ist, so kann es mit den richtigen Nahrungsmitteln wieder ins Lot gebracht werden. Eine gesunde, balancierte Diät besteht aus einer Kombination von Nahrungsmitteln, die für alle Elemente heilsam sind.

Ernährungsratschläge

1. Der Geschmack, der mit dem Metallelement assoziiert wird, ist scharf wie in Currygerichten, exotischen Gewürzen und gepfefferten Speisen. Den alten chinesischen Texten zufolge machen scharfe Speisen jedoch die Muskeln knotig und die Finger- und Zehennägel schwach. Die Schärfe wandert unmittelbar zu den Atmungsorganen, deshalb ist es wichtig, diese Nahrungsmittel in Maßen zu genießen. Aber für andere Organe kann dieser Geschmack wiederum günstig sein: Wenn die Nieren beispielsweise zu trocken sind, so werden sie durch scharfe Nahrungsmittel feuchter und elastischer.

2. Um die Lungenfunktion zu fördern, greift man in der chinesischen Medizin oftmals zu Karotten, Shitake-Pilzen, Holzäpfeln, Oliven, Birnen, Radieschen, Mandarinen, Walnüssen, Maroni und Wein.

3. Pfirsiche und grüne Zwiebel sind bekannt dafür, daß sie Schweißausbrüche dämpfen und beenden können.

4. Günstig sind auch Brunnenkresse, Senf und Gartenkresse, ferner weiße Rüben, Chinakohl und Sellerie. Äpfel, Aprikosen, Mandarinen, Erdbeeren, Erdnüsse, aber auch das Weiße vom Ei können dazu beitragen, die Lungen feucht und geschmeidig zu machen.

5. Wenn es irgendeinen Hinweis auf zuviel Schleim im Körper gibt, so sollten Sie Molkereiprodukte (vor allem in kaltem Zustand) und Orangensaft meiden, denn beides kann die Schleimerzeugung steigern.

1. Knoblauch besitzt eine unmittelbare Affinität zur Lunge. Wenn Sie Ihren Fuß mit einer Knoblauchzehe einreiben, so wird Ihr Atem eine Viertelstunde später nach Knoblauch riechen! Knoblauch kann auch eingesetzt werden, um den Schleim, der vom Körper erzeugt wird, zu reduzieren.

2. Bei allen Körperzuständen, in denen der Körper seinen Feuchtigkeitspegel nicht richtig zu balancieren vermag, kann Ingwer verwendet werden, um überschüssigen Schleim auszutrocknen.

3. Ferner gibt es auch ein Heilmittel namens Trikatu, das aus Ingwerwurzel und schwarzem Pfeffer hergestellt wird: Damit können Sie überschüssige Mengen von Schleim im Körper austrocknen.

4. »Yogitee«, der Nelken, Zimt, Kardamom, Ingwer und schwarzen Pfeffer enthält, ist äußerst nützlich, wenn eine Erkältung im Anzug ist.

5. Basilikum und Pfefferminze stärken die Lungenfunktion.

6. Zimt regt die Schweißbildung an, auch Koriander, frischer Ingwer, Rosmarin und Majoran haben diese Wirkung.

7. Ginseng unterstützt die Befeuchtung der Lungen.

Körperübungen

Kraftvolle Bewegungsübungen, die das Herz auf Touren bringen, haben klarerweise eine günstige Wirkung auf die Lunge, da die Atmung schneller und tiefer wird. Wenn man zuviel liegt, so kann dies die Meridiane von Lunge und

Dickdarm und damit sowohl die Ausscheidung wie auch die Atmung schädigen. Um dies wieder in Ordnung zu bringen, können Sie den Akupressurpunkt Dickdarm 4 behandeln, der auf dem Muskel zwischen dem Daumen und dem Zeigefinger liegt, oder auch Dickdarm 11, der sich in der Ellenbogenbeuge auf der Außenseite des Armes befindet.

Nun zur Dehnübung für die Meridiane von Lunge und Dickdarm (s. Abb. 35): Verschränken Sie die Hände hinter dem Rücken und beugen Sie sich sanft nach vorne, ohne allerdings die Knie durchzudrücken. Heben Sie die Arme so hoch wie möglich hinter sich an. Verharren Sie in dieser Stellung und atmen Sie tief. Wiederholen Sie dies dreimal und entspannen Sie sich dann. Danach können Sie einige tiefe Atemübungen durchführen. Es kann viele Wochen und Monate dauern, bis Ihnen dies gelingt. Arbeiten Sie immer in Ihrem eigenen Rhythmus! Außerdem sollten Sie etwa zehn Minuten vor den Dehnübungen auch Aufwärmübungen vollziehen. Nehmen Sie an einem Yogakurs teil, dort erhalten Sie persönliche Anleitung.

Atemübungen

Atemübungen sind ein wichtiger Teil eines jeden Selbstheilungsprogrammes. Das Heben und Senken von Lunge und Zwerchfell wirkt sich unmittelbar positiv auf die inneren Organe aus, da Sie durch diese Bewegung von innen her massiert werden. Wenn Sie dies tagtäglich praktizieren und dabei auch die anderen Empfehlungen, die in diesem Buch vermittelt werden, befolgen, so werden Sie Ihre inneren Organe wunderbar in Form halten.

Tiefes Atmen vermittelt uns den Atem des Lebens und bringt uns in Kontakt mit uns selbst. Der Atem gilt als

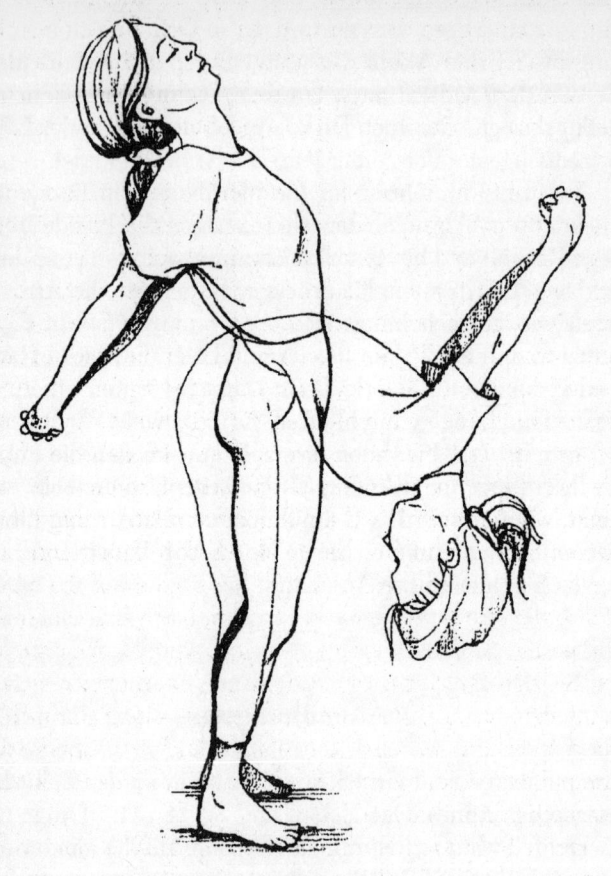

Abb. 35: Die Lunge-Dickdarm-Dehnung

Schnittstelle zwischen Körper und Geist. Wenn wir lernen, tief und weit zu atmen, so kann uns dies zu einer Erfahrung von neu erwachender Energie und größerer Begeisterung für das Leben verhelfen. Flaches Atmen oder Atembeschwerden dagegen können den Körper bequem machen, ihn mit Giften anreichern und auf diese Weise den Heilungsprozeß behindern. Es ist wichtig, daß die Organe, Gewebe und Zellen einen angemessenen Vorrat an Sauerstoff erhalten, damit sie ihre Aufgaben wirksam erfüllen können.

Die folgende Atemübung können Sie im Sitzen oder im Liegen durchführen, achten Sie jedoch darauf, daß Sie eine bequeme Position einnehmen. Legen Sie nun die eine Hand auf Ihren Unterbauch, die andere auf die Brust. Nehmen Sie nun einen langsamen tiefen Atemzug und lassen Sie die Luft zum Bauch hinabfließen. Dabei sollte sich die untere Hand, die auf dem Bauch aufliegt, nach vorne bewegen. Prüfen Sie, ob die Hand, die Sie auf den Brustkorb halten, zu sehr in Bewegung ist. Das Ziel besteht letztlich darin, daß die Hand, die auf dem Bauch aufliegt, sich beim Atmen hebt und senkt, während die Hand auf der Brust relativ ruhig bleibt. Atmen Sie langsam aus, lassen Sie zu, daß Bauch und Lungen sich richtig entleeren. Achten Sie wieder auf die untere Hand, die sich hebt, wenn Sie frische, reine Luft einatmen. Halten Sie den Atem einige wenige Sekunden lang an, lassen Sie den Bauch bei der Ausatmung dann in sich zusammenfallen, wenn all die verbrauchte Luft, die in Ihrem Körper gespeichert war, nach außen entlassen wird. Tun Sie dies dreimal und überlassen Sie sich dann einem entspannten natürlichen Atemmuster.

Wenn Sie unter Kummer oder Traurigkeit leiden, so kommt es oft vor, daß Sie Schmerzen zwischen den Schulterblättern fühlen. Hier kann eine Massage des Brustbeins helfen: Behandeln Sie diese Stelle mit kleinen kreisförmigen Bewegungen, achten Sie auf empfindliche Stellen und arbeiten Sie sanft an ihnen.

Heilende Berührung

Reflexologie

Die Fußballen auf beiden Sohlen entsprechen jeweils den beiden Lungenflügeln (s. Abb. 36). Halten Sie Ihren linken Fuß, massieren Sie den Ballen und achten Sie dabei auf schmerzende oder verhärtete Stellen. Diese »Kristalle« bestehen aus Urinsäure, die ganz leicht aufgelöst werden können. Versuchen Sie aber nicht, all diese Verhärtungen in einer oder zwei Sitzungen loszuwerden. Massieren Sie die Füße jeden Tag oder jeden zweiten Tag mehrere Minuten lang.

Abb. 36: Reflexpunkte für die Lunge
(dunkel hervorgehoben)

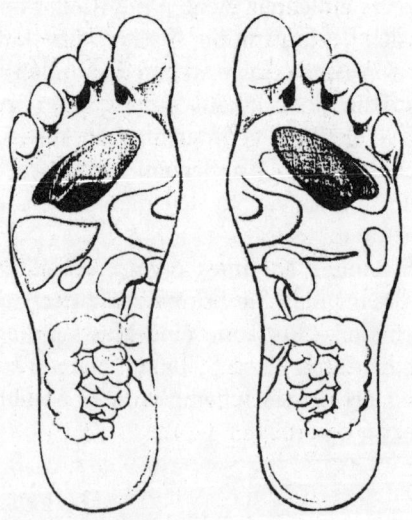

Wenn Sie irgendeine der oben angegebenen Übungen vollziehen, sollten Sie bei der Ausatmung immer den Lungenton »S« intonieren (was auch zur Kontrolle des Atems nützlich ist) und dabei ein weißes heilendes Licht visualisieren, das bei der Einatmung in Sie hineinfließt. Beobachten Sie, wie es in Ihre Lungen eintritt und die Sauerstoffmoleküle durchdringt und auf diesem Weg durch den ganzen Körper transportiert wird und auf einer sehr tiefen Ebene zu seiner Heilung beiträgt.

Akupressur

Der Lungenmeridian (s. Abb. 37) hat einen inneren Zweig, der neben dem Magen beginnt, durch die obere Körperhöhlung aufsteigt und dann unterhalb des Schlüsselbeins an die Oberfläche kommt (Lunge 1). Dann wandert er auf der Vorderseite des linken Arms nach unten und endet an der Außenseite des Daumennagels.

Bei den meisten Lungenbeschwerden hat sich die Akupressur als äußerst heilsam erwiesen. Eine Studie aus den USA, die an Asthmapatienten durchgeführt wurde, ergab, daß sich ihre Lungentätigkeit nach einer zwanzig-minütigen Akupunktursitzung deutlich verbesserte.

Lunge 1
Dieser Punkt liegt auf dem äußeren Teil der Brust (s. Abb. 37), etwa zweieinhalb bis fünf Zentimeter unterhalb des Schlüsselbeins. Er wird oft und gerne verwendet, um die Spannung, die durch emotionale Belastung erzeugt wird, zu lindern. Er heilt Atembeschwerden und Asthmasymptome und zerstreut unterdrückten Gram.

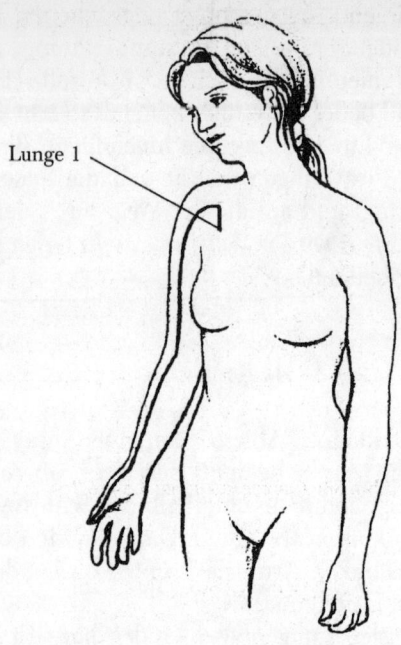

Lunge 1

Abb. 37: Der Lungenmeridian

Lunge 7

Dieser Punkt stärkt die Lunge und das gesamte Atemsystem (s. Abb. 38). Er liegt zweieinhalb Zentimeter von der Beuge des Handgelenks entfernt auf der Innenseite des Unterarms in einer Linie mit dem Daumen. Dieser Punkt ist sehr gut geeignet, um Atemschwierigkeiten und Verstopfungen vorzubeugen und hilft auch bei Husten und Erkältungen, vor allem im Frühstadium. Er wirkt belebend und hebt die Seelenlage, da er das Lungen-*chi* in Bewegung hält. Auch bei laufender Nase und zur Wiederherstellung eines verlorenen Geruchssinnes ist er bestens geeignet.

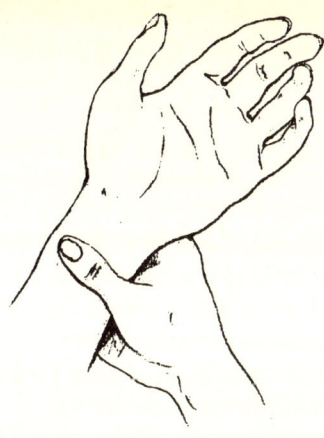

Abb. 38: Akupressurpunkt Lunge 7

Ätherische Öle

Salbei

Dieses Öl stärkt die Lungenenergie und lockert eine beeng-
te Brust. Es regeneriert unsere inneren Widerstandskräfte,
wenn wir schwach und verletzlich sind. Dieses Öl enthält
auch Pflanzenhormone, die sogenannten Phytoöstrogene
und sollte deshalb vorsichtig verwendet werden. Intensitätsfaktor: Stark

Zypresse

Dieses Öl stärkt die Körperseele und das himmlische *chi*, es
entspannt den Atem und hilft uns, emotional in Fluß zu

kommen, indem wir Neues hereinlassen und Altes loslassen. Hilfreich in Zeiten von Veränderung und Umwälzung. Intensitätsfaktor: Mittel

Eukalyptus

Ein klassisches Atemöl, das sehr stark mit der Lungenzone verbunden ist. Es wirkt gegen Katarrh, Bakterien und Viren und hat aufgrund seiner starken Wirkung auf Lungeninfektionen, Stirnhöhlenkatarrh und selbst normale Erkältungen nicht seinesgleichen. Es befreit nicht nur die Lunge, sondern auch den ganzen Körper von Schleim und unterstützt die Funktion des Immunsystems. Eukalyptus hebt die Stimmung und zerstreut alle möglichen negativen Gefühle des Erstickens, der Melancholie und des Kummers. Er vermittelt ein Gefühl von Entspannung, so daß das Leben wieder in Gang kommt. Intensitätsfaktor: Stark

Weihrauch

Dieses Öl stärkt das *chi* und schützt und unterstützt auf diese Weise das Immunsystem. Es wirkt beruhigend, hilft, die Atmung zu vertiefen und zu verlangsamen. Ideal ist es bei Asthma wie auch bei Bronchitis, da es Verspannung in der Brust lösen kann. Es besitzt schleimlösende und antikatarrhalische Eigenschaften. Intensitätsfaktor: Stark

Kiefer

Wie Eukalyptus ist auch dies ein Lungenöl, das hervorragend bei der Überwindung von Erkältungen und Lungeninfektionen wirkt. Wenn die Lungenfunktion schwach ist, so ist man für solche Infektionen anfälliger. Kiefer ist eine schützende Pflanze und bewährt sich in Mischungen oder auch im Bad. Intensitätsfaktor: Mittel

Teebaum

Dieses Öl wirkt ausgezeichnet gegen Pilze und Viren und ist damit ein mächtiges natürliches Antibiotikum. Es stärkt schwaches Lungen-*chi* und lindert auf diese Weise Symptome wie flache Atmung, chronische Schwäche, mentale Erschöpfung und allgemeine Immunstörungen. Es stärkt unsere Widerstandsfähigkeit gegen Krankheiten und ist deshalb wunderbar für verletzliche, schwache anfällige Menschen geeignet, die sich außerdem auch leicht erkälten. Nach schwächenden Krankheitsperioden kann es neue Zuversicht einflößen. Intensitätsfaktor: Stark

Thymian

Ein »scharfes«, antiinfektiöses Öl, das sowohl auf der physischen wie auch auf der mentalen Ebene äußerst stärkend wirkt. Es hebt, tonisiert und stärkt schwache Lungenenergie, lindert chronische Erschöpfung, weißen oder durchsichtigen Katarrh und Husten, es öffnet die Brust und hilft auf diese Weise, flache Atmung zu verbessern. Thymian befreit uns von Melancholie und Kummer, indem es das himmlische *chi* fördert. Intensitätsfaktor: Stark

Am besten ist es immer, einen erfahrenen Aromatherapeuten oder Kräuterkundigen, der Ihre individuellen Bedürfnisse einschätzen kann, zu befragen. Wenn Sie zum Beispiel unter Asthma leiden, so muß bei der Auswahl des geeigneten Öles darauf geachtet werden, ob das Asthma emotional, allergisch oder infektiös verursacht ist.

Weitere nützliche Öle sind Rose, Lavendel, Neroli, Kamille, Bergamotte (aufgrund ihrer krampflösenden, entzündungshemmenden und aufheiternden Eigenschaften), ferner auch Sandelholz, Majoran, Myrrhe und Benzoe.

Emotionen

Die traditionelle chinesische Medizin assoziiert chronische Traurigkeit mit der Lunge. Wie alle Emotionen, die wir erleben, ist Kummer eine natürliche menschliche Regung, aber Personen, die andauernd von Seelenschmerzen überwältigt sind, leiden an einem Ungleichgewicht der Organe des Metallelementes.

Die Lungen haben viel mit dem Prozeß des »Loslassens« zu tun, denn wenn sie das Kohlendioxid und andere Giftstoffe nicht loslassen würde, die während der Ausatmung ausgestoßen werden, dann hätten wir wirklich Probleme! Aber das Loslassen von Emotionen, Kummer und Traurigkeit ist ebenso wichtig: Wenn diese Gefühle langfristig im Inneren verbleiben, riskieren wir die Entwicklung von physischen Erkrankungen.

Die Lunge empfängt das sogenannte »himmlische *chi*«, das Inspiration und ein Gefühl für den Sinn im Leben verleiht. Wenn der Energiefluß schwach ist, so kann es zu Apathie, Langeweile und einem Mangel an Inspiration und einem Gefühl von Sinnlosigkeit kommen. Die »Körperseele« oder *P'o*, wie sie bei den Chinesen heißt, wohnt in der Lunge und wird nur allzu leicht durch negative

Emotionen, vor allem durch Bedauern, Gewissensbisse und Pessimismus angegriffen. Wenn man die Trauer über einen Verlust niemals wirklich durchlebt hat, so kann daraus eine Depression des Metallelementes werden, die sich als Unfähigkeit manifestiert, im Leben weiterzukommen.

Bachblüten

Honeysuckle (Jelängerjelieber)

Für Menschen, die einfach nicht weiterzukommen scheinen; Ein gutes Heilmittel für Seelenschmerz, es hilft, Vorwürfe und Selbstvorwürfe in bezug auf die Vergangenheit aufzulösen, schärft unseren Blick für das Wesentliche und richtet unsere Aufmerksamkeit auf die Gegenwart. Honeysuckle kann auch bei quälenden Kindheitstraumata oder in Zeiten, wo uns alles genommen wurde, dabei helfen, über den Verlust einer geliebten Person hinwegzukommen.

Hornbeam (Weißbuche)

Dies ist das Heilmittel für jenes »Montagmorgengefühl«, wenn man sich lethargisch, faul, apathisch, unmotiviert und gelangweilt fühlt. Es hilft uns, dem Tag mit neuer Kraft und einer Frische von Körper und Geist entgegenzusehen, regeneriert und stärkt das himmlische *chi* und verleiht unserem Leben auf diese Weise mehr Bedeutung und Inspiration.

Pine (Schottische Kiefer)

Diese Blütenessenz wirkt äußerst heilsam auf die Lunge. Für Menschen, die zu Selbstbeschuldigung und Schuldgefühlen neigen und sich für die Taten anderer Menschen verantwortlich fühlen. Diese Essenz hilft, Schuldgefühle und Selbstvorwürfe aufzulösen und lehrt uns die Unterscheidung zwischen eigenen und fremden Problemen.

Water Violet (Sumpfwasserfeder)

Für Menschen, die sich gern in ihre eigene kleine Welt zurückziehen, weil sie glauben, dort Schutz zu finden. Sie können andere Menschen nicht in ihren Raum einlassen, um den Reichtum der menschlichen Erfahrung wie auch guten Rat zu »empfangen«. Diese Essenz hilft, die Mauern, die Sie umgeben, niederzureißen, damit andere sich nähern können, ohne daß Sie dabei Ihre Heiterkeit und Seelenruhe verlieren.

Wild Rose (Heckenrose)

Eine Essenz für Stumpfheit und Erschöpfung, wenn der Energiefluß des himmlischen *chi* schwach ist, und das Leben seinen Sinn verloren zu haben scheint. Wild Rose belebt die Geister, erneuert unsere Fähigkeit zur Freude und bringt uns neue Ebenen der Inspiration und Motivation.

Blütenessenzen für das Metallelement können Sie auch im Kapitel über den Dickdarm finden.

Affirmationen

- Ich dehne meine Lunge und atme tief ein und emp-
  fange den nährenden Atem des Lebens.
- Mit jedem Atemzug, den ich nehme, fühle ich mich
  beschützt und gestärkt durch die Lebenskraft.
- Ich lasse alle Traurigkeit und allen Seelenschmerz los,
  den ich in meiner Vergangenheit erlebt habe.
- Ich bin erfüllt von Inspiration und göttlicher Energie.

Weitere Affirmationen für das Metallelement können Sie
auch im Kapitel über den Dickdarm finden.

Meditation für das Metallelement

Machen Sie sich zuvor mit dem Verlauf der Meridiane von
Herz und Dünndarm vertraut. Beide sind bilateral, verlaufen also auf beiden Körperseiten. Bei dieser Meditation konzentrieren Sie sich jedoch nur auf die Meridiane einer Seite.
Wenn Sie die Meditation auf Band aufnehmen, so sollten Sie
deutlich und langsam in sanftem Ton und mit sanfter Stimme lesen.

Wählen Sie einen ruhigen Platz, entspannen, entkrampfen Sie sich. Schließen Sie Ihre Augen. Richten Sie Ihre Aufmerksamkeit auf die Atmung, und wenn sie allmählich tiefer wird, können Sie alle Gedanken loslassen, die Ihnen
durch den Kopf gehen – wie Wolken im Himmel. Praktizieren Sie einige Minuten lang die Atemübung aus dem Kapitel über die Lunge.

Metallmeditation

Stellen Sie sich vor: Sie sitzen im Herbst unter den Zweigen eines mächtigen Eichenbaumes, beobachten die Blätter der verschiedenen Bäume im Wald und sehen die mannigfaltigen Farbnuancen von Rot über Rotbraun und Gold, die sich gegen den Himmel des frühen Abends absetzen. Dies ist die Zeit des Jahres, in der man in sich geht und die vergangenen Monate des Wachstums und Überflusses zu Ende bringt. Ebenso wie die Natur ihre Früchte und Blätter loslassen muß, so können auch wir beginnen, Ideen und Gedanken loszulassen, die veraltet sind und keine Relevanz mehr in unserem Leben haben.

Nun sehen Sie den Zweig eines Baumes, dessen Blätter gleich abfallen werden. Während Sie zusehen, fällt ein gelbes Blatt sanft auf die Erde. Stellen Sie sich vor, daß dieses Blatt ein Gefühl, ein Ereignis oder eine Beziehung darstellt, die Sie loslassen müssen. Erlauben Sie sich, diesen Verlust zu empfinden und danken Sie, daß Sie imstande waren loszulassen. Heften Sie immer weitere Gefühle oder Ereignisse an verschiedene Blätter an diesem Zweig, die dann zur Erde fallen, bis sie spüren, daß Sie negative Gedanken und Gefühle losgelassen haben, die in Ihrem Leben nicht mehr notwendig sind.

Visualisieren Sie nun ein wunderschönes weißes Licht, das von oben her in Ihren Kopf eintritt. Sie fühlen, wie dieses weiße heilsame Licht Ihr Bewußtsein auf sanfte Weise reinigt und wissen tief in Ihrem Inneren, daß Sie durch die Aufgabe der alten Überreste Raum für neue, frische und positive Gedanken und Gefühle geschaffen haben. Empfinden Sie den Frieden, die Klarheit und Ruhe, die in dieser Erkenntnis liegt. Lassen Sie dieses weiße Licht langsam in Hals und Schultern fließen und jegliche Steifheit auflösen, die in dieser Körperzone vorhanden ist. Konzentrieren und intensivieren Sie nun das weiße Licht in der Lunge. Wenn Sie damit fertig sind, visualisieren Sie das *chi*, das von der Lunge zum Lungenmeridian fließt, der vorne an Ihrer Schulter beginnt. Senden Sie das weiße Licht an diesem Lungenmeridian nach unten, bis es die Innenseite des Daumens erreicht. Lassen Sie das *chi* dann vom Zeigefinger, an dem der Dickdarmmeridian beginnt, über die Außenseite des Armes, die Schulter bis zum Endpunkt unmittelbar neben der Nase nach oben fließen.

Sie fühlen sich nun entspannt und erfrischt, Ihre Atmung wird bei jedem neuen Atemzug tiefer und regelmäßiger, und Sie lassen das weiße Licht nun hinab zum Dickdarm fließen. Intensivieren Sie das Licht und fühlen Sie, wie es Ihren Körper von allen mentalen und physischen Giftstoffen reinigt, die im Mastdarm zurückgeblieben sind. Das weiße Licht löst sie auf und fließt dann über die Beine nach unten bis zu den Zehen, wo es von der Erde verwandelt wird.

Wenn Sie sich bereit fühlen, können Sie allmählich Ihre Finger und Zehen bewegen. Sie fühlen sich lebendig und erfrischt und kehren mit Ihrer Aufmerksamkeit in die Gegenwart zurück. Sie öffnen die Augen und strecken Ihren Körper aus.

Der Dickdarm

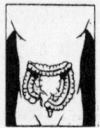

Der Dickdarm ist ein Muskelschlauch von etwa eineinhalb Metern Länge. Er befindet sich im unteren Teil des
Bauches und ist der letzte Teil des Verdauungstraktes.

Die westliche Funktion

Die Hauptfunktion des Dickdarms besteht darin, die Nebenprodukte der Verdauung (den Kot) auszuscheiden und Wasser
durch die Wände des Dickdarms zu resorbieren, damit die
Körperflüssigkeit nicht verloren geht. Die erste Hälfte dieses
Schlauches absorbiert Feuchtigkeit aus den Abfallproduk-
ten, die zweite Hälfte fungiert als Aufbewahrungsort für den
Stuhlgang, bevor er durch den Anus ausgeschieden wird.

Die Reste der verdauten Nahrung werden aus dem
Dünndarm in flüssiger Form in den Dickdarm entleert. Die
Peristaltik, wellenförmige Muskelkontraktionen der Eingeweide, quetschen in regelmäßigen Abständen die Flüssigkeit
aus dem Verdauungsabfall. Diese Flüssigkeit wird dann in
den Körper resorbiert, während die Fäzes sich nach und
nach durch den Dickdarm bewegt. Diese unverdaulichen
Abfallstoffe sind nun ziemlich kompakt geworden und werden bis zu ihrer Ausscheidung durch den Anus im Dickdarm aufbewahrt.

Der Dickdarm ist in drei Abschnitte unterteilt: Den aufsteigenden Dickdarm, den Querdarm und den absteigenden Dickdarm. Der aufsteigende Dickdarm zieht sich auf der rechten Seite des Bauches bis zu einem Punkt in der Nähe der Leber nach oben. Von hier aus wandert er über den Bauch bis zu einem Punkt auf der linken Seite in der Nähe der Milz. Dann wandert er auf der linken Seite des Körpers nach unten, wendet sich zur Mitte des Körpers, wird zum Mastdarm, an dessen Ende sich der Anus befindet. Immer wenn Sie den Dickdarm massieren, sollten Sie dieser natürlichen Richtung – im Uhrzeigersinn – folgen, sonst stauen Sie den Inhalt des Darmes nach innen!

Zum Dickdarm gehört auch der Blinddarm, der von den Medizinern heute als bedeutungslos betrachtet wird. Im Osten jedoch wurde er seit Jahrtausenden als überaus wichtig für das Immunsystem betrachtet, denn er scheidet eine Flüssigkeit aus, deren Substanzen gegen Bakterien, Pilze und Viren wirken und auch dazu beiträgt, das Abfallmaterial gleitfähig zu machen, damit es auf dem Weg der Ausscheidung nicht steckenbleibt.

Zwischen Dünndarm und Dickdarm befindet sich das sogenannte »ileocaecale Ventil«.

Die traditionelle chinesische Deutung

- Element: Metall
- Partnerorgan: Lunge
- Klima: Trockenheit
- Jahreszeit: Herbst
- Farbe: Weiß
- Tageszeit: Fünf Uhr bis sieben Uhr morgens

- Körpergewebe: Haut
- Klang der Stimme: Weinerlich
- Sinnesorgan: Nase
- Reflektor: Körperhaar
- Geschmack: Scharf
- Emotion: Kummer

Symptome des Ungleichgewichts

Emotional

Unfähigkeit, vergangene Verletzungen loszulassen. Melancholie. Pessimismus. Kummer. Schwäche und Verletzlichkeit. Zynisches Verhalten. Enge, kontrollierenwollende Sicht der Dinge.

Physisch

Verstopfung, Durchfall. Blähungen (auch übelriechend). Stark riechende Fäzes. Schmerzen im unteren Teil des Bauches. Geschwollener Dickdarm. Verlust der Bauchspannung. Körpergeruch, auch an den Füßen. Schlechter Atem. Blinddarmentzündung. Hämorrhoiden. Schwaches Gedächtnis. Hautprobleme: Fette Haut, Akne usw.

Der Dickdarm nimmt ohne Unterlaß Nahrung auf, er »transportiert, transformiert und scheidet aus«. Er wirkt unmittelbar auf sein Partnerorgan, die Lunge ein: Denn immer wenn es zu einem Überschuß an *chi* im Dickdarm kommt, wandert diese Energie zu den Lungen empor.

Wenn der Dickdarm aus dem Gleichgewicht geraten ist, so wird der ganze Körper in Mitleidenschaft gezogen. Giftige Abfallstoffe können sich bilden und schließlich in das System zurückwandern. Giftstoffe, die im Körper gespeichert sind, lassen die Haut gröber erscheinen und erzeugen im

Körper die Neigung zu Schmerzen und Beschwerden. Symptome wie Verstopfung, Durchfall, Blähungen und Schmerzen im unteren Teil des Bauches sind deutliche Zeichen, auf die man achten muß. Auch eine Aufgedunsenheit des Unterbauches, übelriechender Atem, Hämorrhoiden und ein schwaches Gedächtnis können auf einen trägen Dickdarm hinweisen. Eine enge Beziehung besteht zwischen Körpergeruch und Giftstoffen in diesem Teil des Darmes. Menschen, die sich auch noch so oft waschen, können trotzdem manchmal ihren Körpergeruch und den Geruch ihrer Füße nicht unter Kontrolle bringen; und dies ist meistens ein Zeichen für den schlechten Zustand des Dickdarms. Zu Blähungen kommt es, wenn eines oder mehrere Verdauungsorgane wie Magen, Leber, Gallenblase, Dünndarm oder Bauchspeicheldrüse nicht genügend Verdauungssäfte abgeben; wenn jedoch eine gute Diät befolgt und die Funktion des Verdauungstraktes wiederhergestellt wird, so können diese Blähungen auch wieder verschwinden.

ANLEITUNG ZUR SELBSTHILFE FÜR DEN DICKDARM

Chinesische Ernährungslehre

Nahrungsmittel für das Metallelement

- Getreide: Reis
- Fleisch: Pferd
- Frucht: Kastanie
- Gemüse: Zwiebel

Die wichtigsten Nahrungsmittel für die Reinigung und Pflege des Dickdarms sind Gemüse und Faserstoffe. Das Baumaterial, aus dem Gemüse und Obst bestehen, die Zellulose, ist eine sehr dichte Form von Kohlehydrat, das die Fähigkeit hat, die Funktion des Dickdarms zu stimulieren und zu intensivieren. In all den Krümmungen und Windungen dieses Eingeweidetraktes können sich Abfallstoffe festsetzen und »Taschen« bilden, in denen Bakterien gedeihen (dieser Zustand heißt in der Medizin »Divertikulitis«). Wir haben vergessen, wie wir unseren Dickdarm ernähren müssen, denn in den neunziger Jahren gibt es so viel Fast Food und raffinierte Nahrungsmittel, die ihm so gar nicht bekommen. Viele Forschungen in der Medizin gehen davon aus, daß man Krebs und anderen Krankheiten des Dickdarms durch eine faserreiche Kost vorbeugen kann. Fasern sind notwendig, um den Ausscheidungsprozeß zu beschleunigen; wenn sie im Speiseplan fehlen, so stagniert der Darminhalt, und der Krankheitsprozeß kann beginnen.

Auch wasserreiche Nahrung ist wichtig, ferner Speisen mit entweder neutralem oder basischem pH-Wert. Der Grund dafür: Idealerweise sollte das Säure-Basen-Gleichgewicht in unserem Körper zwanzig zu achtzig betragen, während es oftmals leider umgekehrt ist! Gemüse ist ein wunderbarer Basenlieferant und sollte in Ihrem Speiseplan reichlich vorhanden sein, vor allem wenn Sie Probleme mit dem Dickdarm haben. Ausgenommen sind allerdings Kartoffeln, Tomaten, Auberginen, Pepperoni wie auch Tabak, die allesamt zur Familie der Nachtschattengewächse gehören. Sie enthalten einen Giftstoff namens Solanin, auf den vor allem Personen, die an Schmerzen und Arthritis leiden, sehr empfindlich reagieren. Auch Zitrusfrüchte sollten von Personen gemieden werden, deren Verdauungssystem keine zu säurehaltigen Speisen verträgt.

Wenn Sie nicht schon große Mengen von rohen Nahrungsmitteln verzehren, so beginnen Sie eine Rohkostdiät zur Reinigung des Körpers nur langsam und sanft. Vor allem rohe Früchte und Honig setzen besonders »aggressive« Reinigungsprozesse in Gang. Auch einige Gemüse haben diese Eigenschaft, sie sollten zu Beginn der Diät nur in Maßen genossen werden: Zwiebel, Lauch, Schnittlauch, Pastinak.

Für viele Menschen ist es nicht immer die beste Methode, eine solche Reinigungsdiät plötzlich zu beginnen, da es den Körper in eine Art von Schockzustand versetzen kann. Denn die Giftstoffe sind im Körper in tiefen Organen wie der Leber und den Nieren gespeichert. Wenn man nun zu einer extremen Rohkostdiät greift, so gelangen diese Giftstoffe von dort in das oberflächliche Ausscheidungssystem, in dem die Eingeweide, die Haut und das Lymphsystem eine wichtige Rolle spielen. Wenn diese Organe auf eine solche Reinigung jedoch nicht vorbereitet sind, so kann dies die Körperorgane zu sehr beanspruchen und eine »Heilungskrise« auslösen. Sie tritt ein, wenn giftige Substanzen schneller aus den Körpergeweben austreten, als die Ausscheidungsorgane sie entfernen können, und dies führt dann zu einer Vergiftung von Blut und Lymphflüssigkeit.

In der chinesischen Medizin ist man der Meinung, daß Rohkost die Milz schwächt. Dies erzeugt im Körper eine Neigung zu »Kälte und Feuchtigkeit«, es kommt zu Symptomen wie Flüssigkeitsstauungen, feuchten Händen, Blähungen im Bauch und zu lockerem Stuhlgang. Wenn Ihnen wirklich sehr viel an Rohkost liegt, dann sollten Sie Ihren Körper zumindest mit wärmenden Gewürzen wie Ingwer und Zimt ins Gleichgewicht bringen. Im Kapitel über die Milz finden Sie weitere Nahrungsempfehlungen.

Nach Ansicht der Chinesen verlieren wir *chi*, wenn wir raffinierte Nahrungsmittel und faserarme Produkte essen. Und so bilden sich Giftstoffe innerhalb des Körpers und belasten das System durch »Selbstintoxikation«, einem Prozeß, bei dem der Körper Toxine aus dem Dickdarm resorbiert. Dies beeinträchtigt die Leber, und so kann es zu Symptomen wie schlechter Laune, Reizbarkeit und schwereren chronischen Zuständen kommen. Auch das Blut wird in Mitleidenschaft gezogen, da die Filterfunktion der Leber gestört wird, und dies kann sich negativ auf den ganzen Körper auswirken.

Ernährungsratschläge

1. Adukibohnen. Auberginen, fermentierte Sojabohnenpaste, Blumenkohl, Sellerie, Chinakohl, Mais, Gurken, Feigen, Honig, Kopfsalat, Zwiebeln und gelbe Sojabohnen sind einige der Nahrungsmittel, die die traditionelle chinesische Medizin für den Dickdarm empfiehlt.
2. Essen Sie mehr Getreide wie Reis und Hirse. Hirse enthält kein Gluten, ist basisch und erzeugt im Körper keinen Schleim. Sie kann jedoch schwer verdaulich sein, wenn sie nicht richtig zubereitet wird. Weichen Sie die Hirse über Nacht ein, spülen Sie sie gut aus und lassen Sie sie dann zehn Minuten leise köcheln. Dabei sollten Sie darauf achten, daß sie nicht zu dick wird. Hirse schmeckt ziemlich unschuldig, um es einmal höflich zu sagen! Deshalb sollte sie zusammen mit sehr geschmackvollen Suppen genossen werden oder mit einer Menge von Gartenkräutern in der Pfanne unter ständigem Rühren angeröstet werden.

3. Vermeiden Sie Weizenkleie, da sie die Dickdarm-schleimhaut aufkratzen kann. Vollkornhafer ist ein besserer Faserlieferant und schont den Dickdarm. Weizenkleie enthält auch einen hohen Anteil von Phytosäure, die Mineralien wie Calcium und Magne-sium bindet und auf diese Weise ihre Absorption durch den Körper unmöglich macht. Auch die Auf-nahme von Zink und Eisen kann auf diese Weise be-einträchtigt werden.

4. Nehmen Sie mehr Gemüse zu sich: Sie können es dämpfen oder zusammen mit Algen und Gewürzen wie Ingwer und Knoblauch unter ständigem Um-rühren anrösten. Versuchen Sie es auch einmal mit Gemüsesuppen. Sie können auch ohne Öl dünsten: Lassen Sie eine Zwiebel mit ein wenig Wasser schwit-zen. Sobald sie ihren Saft abgegeben hat, können Sie Gewürze und Kräuter und dann schließlich das Ge-müse zugeben.

5. Avocados und Keimlinge aller Art sind eine wunder-bare und höchst nahrhafte Zutat zu jeder Mahlzeit.

6. Milch und andere Molkereiprodukte gelten als nicht sehr günstig für den Dickdarm, da sie bei Personen, die dafür empfänglich sind, zu Durchfall, Übelkeit und Erbrechen führen können. Wenn Sie jedoch Molkereiprodukte ohne weiteres vertragen, so ist es ratsam, ein wenig Naturjoghurt (entweder aus Kuh-milch, Ziegen- oder Schafsmilch) in den Speisezettel aufzunehmen, denn auf diese Weise können Sie die Menge der Acidophilusbakterien im Dickdarm stei-gern und auf diese Weise den Anteil von Fäulnisbak-terien niedrig halten.

7. Granatäpfel können den Dickdarm reizen und soll-ten vermieden werden. Wenn Sie an Divertikulitis leiden, sollten Sie auch keine Nüsse essen.

8. Kakao, Tee und Kaffee enthalten den Stoff Koffein, der zu Magenbeschwerden, Geschwüren und Verdauungsstörungen führen kann. Die aromatischen Öle im Kaffee können Durchfall auslösen; das Tannin im Tee führt unter Umständen zu Verstopfung. Tee, Kaffee, Schokolade, Softdrinks und Alkohol sind Diuretika, also harntreibende Mittel; sie entfernen Flüssigkeit und Mineralien aus dem Körper und verursachen Dehydration.

9. Auch Luftverschmutzung, Rauchen, Zentralheizungen und Reisen tragen zu Dehydration bei. Deshalb ist es wichtig, viel Wasser zu trinken. Achten Sie darauf, daß Sie in den kälteren Monaten warmes Wasser (und niemals eisgekühltes Wasser) trinken.

10. Nehmen Sie tierisches Eiweiß (Fleisch und Geflügel) nur in mäßigen Mengen zu sich, wenn Sie sehr unter Verstopfung leiden, da diese Produkte die Darmperistaltik verlangsamen können. Gemüse und Reis sollten der Hauptanteil Ihrer Mahlzeit sein, und Fleisch nur Beilage.

11. Sojabohnen erzeugen Schleim im Körper und sollten deswegen nur in Maßen genossen werden. Wenn man sie jedoch sechs Tage keimen läßt, so verlieren sie diese schleimbildende Eigenschaft.

Heilende Kräuter und Gewürze

1. Basilikum hilft gegen Verstopfung.

2. Ingwer, schwarzer Pfeffer, Muskatnuß, Knoblauch, Senfgemüse und Daikon-Rettich sind heilsam für das Metallelement.

3. Flachs- oder Leinsamen sind außerordentlich empfehlenswert, da sie nicht nur essentielle Fettsäuren lie-

fern, sondern auch wunderbare Gleitmittel sind, die entzündete Darmwände heilen und ins Gleichgewicht bringen können. Abgesehen von rohem Leinsamen können Sie auch Leinsamenöl kaufen. Dieses Öl sollten Sie aber im Kühlschrank aufbewahren, damit es nicht ranzig wird.

4. Der Saft von Aloe Vera reinigt, heilt und beruhigt den Darm und ist besonders bei entzündlichen Darmstörungen zu empfehlen. Dieser Saft ist jedoch eher »kühler« Natur, deshalb sollten Personen mit »kühler« Konstitution darauf achten, daß sie zum Ausgleich auch »wärmende« Nahrungsmittel in ihren Speiseplan aufnehmen.

Körperübungen

Zu häufiges Liegen kann die Meridiane von Lunge und Dickdarm und damit Ausscheidung und Atmung schädigen. Um dem entgegenzuwirken, können Sie an dem Akupressurpunkt Dickdarm 4 arbeiten, der sich in dem Muskel zwischen Daumen und Zeigefinger befindet, sowie an Dickdarm 11, der in der Ellenbogenbeuge außen auf dem Arm liegt. Lassen Sie den Lungenton »S« erklingen, während Sie diese Punkte stimulieren, und visualisieren Sie, wie die Farbe Weiß Ihren Dickdarm heilt und entstaut.

Tiefes Atmen und Entspannungsübungen sind sehr wichtig, um den Dickdarm wieder in Form zu bringen. Da das Partnerorgan des Dickdarms die Lunge ist, wird tiefes Atmen immer positiv auf die Eingeweide einwirken.

Heilende Berührung

Massage

Wenn Sie den Dickdarm massieren, so kann dies sehr heilsam sein und einiges von den Ablagerungen entfernen, die sich im Laufe der Jahre gebildet haben. Verwenden Sie dafür eine Creme auf Olivenölbasis oder Olivenöl aus der Küche, dem Sie einige wenige Tropfen der empfohlenen ätherischen Öle zufügen.

Bei jeder Massage des Dickdarms ist es wichtig, zuerst den absteigenden Teil auf der linken Seite zu behandeln.

1. Legen Sie Ihre Hand unterhalb der Milz auf die linke Körperseite. Lassen Sie Ihre Handwurzel sanft über den Dickdarm gleiten und versuchen Sie, Klumpen oder Blähungen aufzuspüren. Lassen Sie Ihre Hand auf der Innenseite des linken Hüftknochens herabwandern und ziehen Sie sie dann langsam in Richtung des Schambeins. Führen Sie diese Übung dreimal durch.

2. Beginnen Sie nun in der Nähe der Leber auf der rechten Körperseite genau unterhalb der Rippen und lassen Sie wieder die Handwurzel sanft von der rechten zur linken Körperseite gleiten, achten Sie auf Stauungen und Verklumpungen und folgen Sie dem absteigenden Dickdarm, wie in Punkt 1 erklärt wurde. Führen Sie diese Übung dreimal durch.

3. Diesmal beginnen Sie beim niedrigsten Teil des aufsteigenden Dickdarms auf der Innenseite der rechten Hüfte. Lassen Sie Ihre Handwurzel dreimal in Richtung Leber gleiten.

4. Folgen Sie dem Verlauf des Dickdarms vom niedrig-sten Punkt des aufsteigenden Traktes bis zur Gegend der Leber, dann hinüber zur Milz, hinunter zur lin-ken Hüfte und sanft bis zum Schambein. Dreimal.
5. Massieren Sie den gesamten Dickdarm mit kreisför-migen Bewegungen der Finger, indem Sie weitere zwei Male dem Verlauf des Dickdarmes Im Uhrzeigersinn folgen. Bei dieser Bewegung können Sie besonders gut auf verhärtete Zonen einwirken, indem Sie in kleinen Kreisen massieren und dann mit den Fingern weiter wandern, wenn Sie sich etwas gelockert ha-ben. Auf diese Weise kommt die Energie im Dick-darm in Bewegung, Verstopfungen werden gelöst.

Denken Sie daran, daß es Jahre gedauert hat, bis Ihr Dick-darm seinen gegenwärtigen Zustand erreicht hat und erwar-ten Sie also nicht, daß er nach nur einigen wenigen Sitzun-gen wieder in Ordnung ist! Vielleicht werden Sie bemerken, daß der Stuhlgang ein wenig dunkler als gewöhnlich ist. Das bedeutet einfach nur, daß die alten Abfallprodukte, die sich an die Darmwände angelegt haben, gelöst haben und aus-geschieden wurden. (Wenn Sie jedoch Blut im Stuhlgang be-merken, sollten Sie Ihren Hausarzt zu Rate ziehen.)

Es gibt eine besondere Zone, die sich hervorragend für die Massage eignet, allerdings oft ein wenig schmerzhaft ist! Der *faszia lata*-Muskel zieht sich an der Außenseite des Schenkels vom Knie bis zum Ende des Schenkels nach oben, und zwar ungefähr da, wo sich auch die Seitennaht von Jeans befindet. In einer Therapieform, die »angewandte Kinesiologie« oder »Touch for Health« genannt wird, ist dieser Muskel mit dem Dickdarm verbunden. Wahrscheinlich fühlt er sich bei Berüh-rung sowohl weich wie auch knotig an, aber wenn Sie ihn mit Öl massieren oder einfach durch die Hose hindurch ein wenig rei-ben, so unterstützen Sie damit die Funktion des Dickdarms.

Bürstenmassage

Die Behandlung der Haut mit der Bürste ist eine hervorragende Methode, um den Körper zu entgiften, da die sanfte Reibung das Lymphsystem stimuliert. Wenn man diese Massage täglich einige Monate lang durchführt, wird der Körper auch straffer. Diese Behandlung wird auf trockener Haut etwa drei Minuten vor einem Vollbad oder einem Duschbad durchgeführt.

1. Bürsten Sie die Sohlen und die Oberseite der Füße mit einer langstieligen Bürste mit Naturborsten. Bürsten Sie mit langen, schwungvollen Zügen auf den Beinen nach oben und konzentrieren Sie sich besonders auf Schenkel und Gesäß.
2. Strecken Sie einen Arm nach oben, so daß die Schwerkraft die Lymphflüssigkeit zur Achselhöhle zieht, und bürsten Sie den ganzen Arm von oben nach unten bis zur Achselhöhle.
3. Dann der Rumpf: Bürsten Sie zum Herzen hin, und wenn Sie unten am Bauch beginnen, so bürsten Sie auf der rechten Seite des Bauches genau innerhalb des Hüftknochens nach oben, folgen Sie dem Querdarm unter den Rippen nach links und bürsten Sie auf der linken Seite nach unten und dann sanft über die Hüften, um den Kreis zu schließen. Auf diese Weise folgen Sie der natürlichen Richtung des Dickdarms. Wiederholen Sie diesen Verlauf.
4. Wenn Sie an der Brustgegend arbeiten, so bürsten Sie immer in Richtung auf die Achselhöhle – und behandeln Sie sensitive Zonen sanft und vorsichtig!

Ihre Haut wird kräftiger werden, und nach einigen Wochen werden Sie beim Bürsten auch kräftigeren Druck ausüben können. Visualisieren Sie bei diesem Vorgang, daß Ihr Körper gereinigt wird, daß all die Giftstoffe in seinem Innern in das Lymphsystem geleitet werden, um dann durch den Dickdarm aus dem Körper eliminiert zu werden. Am Anfang der Bürstenbehandlung kann der Stuhlgang große Mengen von Schleim enthalten. Dies ist ein gutes Zeichen dafür, daß der Körper beginnt, alte Stoffe auszuscheiden. Allerdings entwickelt der Körper im Laufe der Zeit einen »homöostatischen Widerstand« gegen die Bürstenmassage, anders ausgedrückt: Der Körper gewöhnt sich ganz einfach daran und reagiert nicht mehr spezifisch darauf. Um dies zu verhindern, sollte man die Bürstenmassage drei Monate lang jeden Tag ein- bis zweimal durchführen, dann aber auf zweimal pro Woche reduzieren, möglichst in gleichbleibendem Rhythmus.

Besonders günstig ist es, eine warme Dusche zu nehmen und sie mit einem schnellen Guß kalten Wassers zu beenden. Abgesehen davon, daß dies sehr stimulierend wirkt, unterstützt es auch die Erweiterung und Kontraktion der Blutgefäße und regt die Bewegung der Lymphe an. Sie werden sich sehr gestärkt fühlen – versuchen Sie es!

Reflexologie

Der Dickdarm ist eine etwas kompliziertere Reflexzone, da Sie mit der Massage auf dem linken Fuß beginnen müssen (s. Abb. 39): Sie arbeiten zunächst auf dem ileozökalen Ventil, dann dem aufsteigenden Dickdarm und bis zur Hälfte des Querdarmes und »springen« dann zum rechten Fuß, folgen dort noch immer dem Querdarm, bis Sie dann zum absteigenden Dickdarm und zum Rektum gelangen. Am leichtesten ist es, wenn Sie diese Zone mit winzigen kreisförmigen Bewegungen massieren und dabei auf besonders verhärtete Stellen achten. Wenn Sie beim Ende des Dickdarms angelangt sind, so können Sie zu den Problemstellen zurückkehren und sie noch einmal sanft massieren.

Akupressur

Der Dickdarmmeridian beginnt außen am Ende des Zeigefingers und wandert bis zu dem Punkt Dickdarm 4, der in dem Muskelgewebe zwischen Daumen und Zeigefinger liegt. Dann verläuft er am Unterarm und Oberarm bis hinauf zur Schulter, teilt sich dort in zwei Kanäle und endet an der Nase (s. Abb. 40).

Abb. 39: Reflexpunkte für den Dickdarm
(dunkel hervorgehoben)

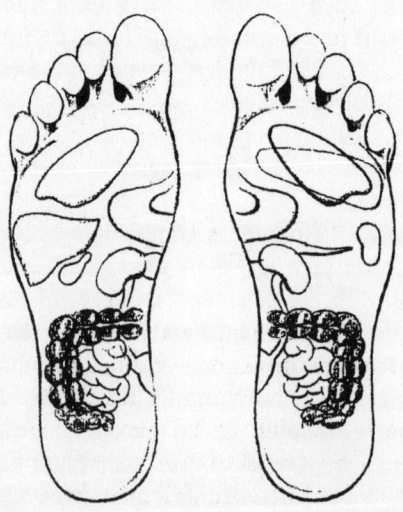

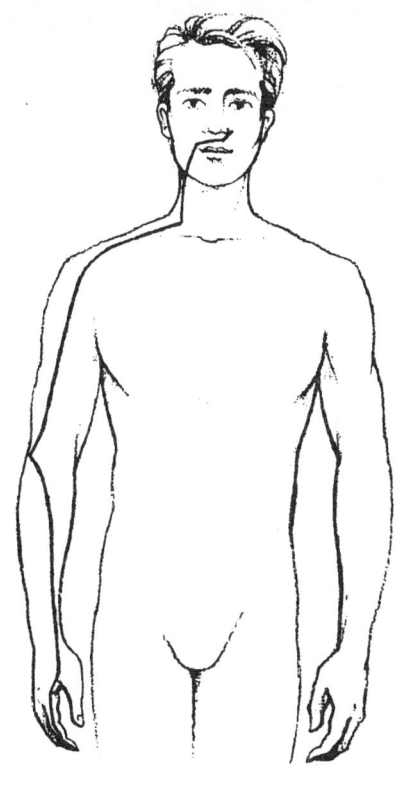

Abb. 40: Der Dickdarm-Meridian

Dickdarm 4

Dies ist ein überaus wichtiger Punkt auf dem Dickdarm-
meridian, der bei schwangeren Frauen jedoch nicht behandelt werden sollte. Er kann den Körper entgiften, indem er
Verstopfungen löst und die Funktion des Dickdarmes verbessert. Auch die Gesichtsfarbe wird dadurch lebendiger.
Auch stirnseitiges Kopfweh, Schulterschmerzen und Zahn-

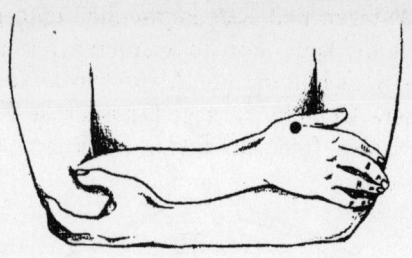

Abb. 41: Akupressurpunkte Dickdarm 4 und Dickdarm 11

weh können dadurch gelindert werden. Sie können diesen Punkt (s. Abb. 41) zum Beispiel drücken, wenn Sie gerade vor dem Fernseher sitzen!

Dickdarm 11

Um diesen Punkt zu lokalisieren, beugen Sie den Ellbogen und gleiten Sie mit dem Daumen über die Ellenbogenbeuge, bis Sie vor dem Knochen eine leichte Vertiefung spüren (s. Abb. 41). Wahrscheinlich fühlt sie sich empfindlich an! Dieser Punkt ist sehr heilsam bei Verstopfung und Darmträgheit. Er fördert auch eine blühende Gesichtsfarbe, vor allem wenn er zusammen mit Dickdarm 4 behandelt wird.

Ätherische Öle

Fenchel

Dieses Öl bringt das Verdauungssystem ins Gleichgewicht, stimuliert den Energiefluß im Dickdarm und wirkt auf diese Weise Blähungen und Aufgedunsenheit entgegen. Es ist krampflösend und kann deshalb Spannungen in den Eingeweiden lockern. Es hilft uns, mit Menschen zu kommunizieren und unsere Gefühle zu zeigen, anstatt sie im Inneren schwären zu lassen. Intensitätsfaktor: Stark

Kamille

Sie heilt Entzündungen im Verdauungstrakt und ist deswegen bei Durchfall und ähnlichen Reizungen zu empfehlen. Wenn der Durchfall durch eine Allergie gegen ein bestimmtes Nahrungsmittel bedingt ist, so hilft dieses Öl, weil es beruhigt, besänftigt und Krämpfe löst. Intensitäsfaktor: Stark

Wenn Ihr Stuhlgang zu locker ist, und Sie oft unter Durchfall leiden, so sollten Sie auf jeden Fall die Ursachen untersuchen. Zuviel kalte Nahrung, nervöse Anspannung, Allergien oder Parasiten – es gibt mehrere Möglichkeiten. Bei einer Infektion durch Viren oder Bakterien hilft das Öl von Eukylyptus oder Teebaum am besten. Sollten Darmprobleme jedoch durch Streß, zum Beispiel Überarbeitung, Prüfungen oder Bewerbungsgespräche verursacht sein, so sind krampflösende Öle wie Lavendel und Neroli zu empfehlen. Letzteres ist besonders günstig, um Streß und Nervosität abzubauen, bevor sie zu Durchfall führen. Wenn etwaige Schmerzen in dieser Körpergegend auf Krämpfen der Eingeweidemuskeln beruhen, so können Sie es mit Ingweröl in einer Kombination mit Fenchel versuchen, da beide wärmend und darmreinigend wirken. Rosmarinöl stimuliert die Darmtätigkeit besonders.

Emotionen

Wenn der Dickdarm schwach ist, so sind wir oftmals nicht imstande, uns mit Schwierigkeiten zu konfrontieren, es fehlt uns an Entschlossenheit, und das kann in der Folge zu Enttäuschung, Verbitterung und Verzweiflung führen. Ebenso wie der Dickdarm ohne Unterlaß den Abfall im Körper bearbeitet und ihn wiederkäut, tut dies auf psychologischer Ebene auch das Bewußtsein. Kleinliches Verhalten, chronische Negativität und ständige Unzufriedenheit sind deshalb einige der Verhaltensmuster, die wir zu erwarten haben. Wir können unfähig werden, irgendetwas oder irgendjemand zu schätzen, und auf diese Weise Familie und Freunde verlieren, so daß wir isoliert und einsam zurückbleiben.

Die Emotion, die dem Metallelement zugeordnet wird, ist der Kummer; es ist nur zu gut bekannt, daß intensive Traurigkeit unsere Gesundheit nur zu sehr beeinflussen kann. Wenn wir jemanden verloren haben, so ist es vollkommen natürlich, darüber Trauer zu empfinden. Aber es kommt einmal eine Zeit, wo es wichtig wird, auch loszulassen. Psychologische Beratung und Affirmationen können bei diesem Prozeß sehr unterstützend wirken. Vergessen Sie die Atemübungen nicht, da sie nicht nur stagnierendes Kohlendioxid entfernen, sondern auch Blut und Sauerstoff in die Lunge bringen – das Partnerorgan des Dickdarms. Bei diesen Atemübungen sollten Sie bereit sein, Affirmationen über das Loslassen der Vergangenheit zu wiederholen und zu visualisieren, wie Kummer und Schmerz von Ihrem Körper losgelassen werden.

Menschen, die nicht loslassen können, behalten alle möglichen Arten von unnötigem Seelenschutz in sich – wie auch der Körper bei Verstopfung altes überflüssiges Abfallmaterial zurückbehält. Ereignisse, die in unserer Vergangenheit geschehen sind, beeinflussen unser Verhalten und unser Glück in der Gegenwart. Manche Menschen neigen dazu, sich an die Vergangenheit zu heften und anderen die Schuld für ihr gegenwärtiges Unglück zuzuschieben, anstatt positive, entschlossene Schritte nach vorwärts zu tun, um die Situation zu verbessern und dabei auch zu verzeihen. Gerade die Fähigkeit zu verzeihen ist wichtig. Wenn wir uns selbst nicht verzeihen können, so kann dies zu selbstzerstörerischem Verhalten führen. Mehr können wir nicht tun, als aus unseren Erfahrungen zu lernen – wie wir besser, freundlicher, positiver und menschlicher werden. Wir sollten uns auf positive, erhebende, nährende Gedanken und Gefühle konzentrieren und negativen, destruktiven Gedankenmustern weniger Macht zukommen lassen. Denn sie mindern ja nur unser Energieniveau und zerstören unsere Freude und unseren Seelenfrieden. Wenden Sie das »Gesetz der Substitution« an: Immer, wenn eine negative Botschaft in Ihrem Kopf losgeht, halten Sie sie schon im Ansatz an und ersetzen Sie sie durch eine positive Affirmation. Wenn Sie zu erregt sind und sich nicht einmal auf eine Affirmation konzentrieren können, so sprechen Sie nur einfach ein einfaches Wort wie »Frieden« vor sich hin und spüren Sie, wie Körper und Seele sich mit Ruhe füllen.

Bachblüten

Crab Apple (Holzapfel)

Er gilt als Heilmittel zur Reinigung. Für Menschen, die den Körper reinigen wollen, vor allem dann, wenn sie unter dem Gefühl von »Unreinheit« leiden. Doktor Bach drückte es folgendermaßen aus: »Das Heilmittel, das uns hilft, uns von allem zu befreien, was wir nicht mehr in uns haben wollen, sei es im Bewußtsein oder im Körper«. Diese Essenz hilft uns also, Negativität, Unreinheiten und ungeklärte Angelegenheiten loszuwerden.

Honeysuckle (Jelängerjelieber)

Diese Essenz ist dann zu empfehlen, wenn Ihr Leben in der Vergangenheit stattfindet. Das betrifft Menschen, die vergangene Zeiten romantisieren, sich nach ihnen sehnen und dabei oft die Gegenwart versäumen, da sie so sehr in der Vergangenheit weilen. Honeysuckle konzentriert das Bewußtsein auf das Hier und Jetzt, damit wir die Vergangenheit in die richtige Perspektive rücken.

Pine (Schottische Kiefer)

Diese Essenz ist für Menschen geeignet, die Schuldgefühle mit sich herumschleppen, auch wenn die betreffende Fehlhandlung gar nicht von ihnen selbst verübt wurde. Pine regt den Prozeß der Verzeihung an und ersetzt Schuldgefühle durch echtes Bedauern.

Walnut (Walnuß)

Diese Essenz hilft, negative Gedankenmuster zu brechen und ermutigt uns, loszulassen, weiterzuschreiten und positivere und heilsamere Gedanken zu pflegen. Dr. Bach nannte sie »das Heilmittel für all jene, die beschlossen haben, einen großen Schritt vorwärts im Leben zu tun, alte Übereinkünfte zu brechen, alte Grenzen und Einschränkungen zu überschreiten und eine neue Richtung einzuschlagen«.

Zur Unterstützung des Metallelementes finden Sie auch weitere Blütenessenzen im Kapitel über die Lunge.

Affirmationen

- Ich vertraue darauf, daß mein Dickdarm alle Abfallprodukte mit Leichtigkeit aus meinem Körper entfernt.
- Ich vergebe mir selbst und anderen und gewinne dadurch die Fähigkeit, im Leben vorwärts zu schreiten.
- Meine Haut bedeckt und schützt meinen ganzen Körper und ist gesund, rein und leuchtend.
- Ich fühle mich sicher genug, um alles, was in meinem Körper und meinem Bewußtsein nicht mehr vonnöten ist, zu verarbeiten und loszulassen.

Im Kapitel über die Lunge finden Sie weitere Affirmationen für das Metallelement.

Meditation für das Metallelement

Siehe das Kapitel über die Lunge, S. 277-279.

Nachwort

Eine Zukunft erschaffen, in der die Natur zu ihrem Recht kommt

Trotz der Unterschiede zwischen der Schulmedizin und der Naturheilkunde können kranke Menschen sowohl aus der östlichen wie auch aus der westlichen Sichtweise ihren Nutzen ziehen. Nur allzu oft halten wir es für selbstverständlich, daß die westlichen Methoden die besten sind, aber die uralte Weisheit des Ostens kann einen ebenso wichtigen Beitrag leisten – optimal für die Gesundheitspflege der Zukunft ist wahrscheinlich eine Kombination aus beiden Zugängen. Naturmedizin und traditionelle Heilmethoden sind zweifellos hervorragend geeignet, um die Gesundheit langfristig zu erhalten, denn sie sind sanft und doch höchst wirksam. Aber in bestimmten Situationen wie etwa lebensbedrohenden Notfällen oder Krankheiten, bei denen die Chirurgie einschreiten muß, hat auch die Schulmedizin ihre Berechtigung. Es ist zu hoffen, daß die östlichen und westlichen Methoden in den nächsten zehn Jahren besser verbunden werden, da das Hauptziel ja schließlich darin besteht, die besten Ansätze zu wählen, um Gleichgewicht, harmonische Funktionen und Wohlbefinden der Patienten wiederherzustellen.

Die Vorstellung, sich selbst zu heilen, ist die philosophische Grundlage sowohl der Naturmedizin wie auch der chinesischen Medizin. Da inzwischen viele Menschen am eigenen Leib die schädlichen Wirkungen erlebt haben, die von zu häufigem Gebrauch oder Mißbrauch der modernen Arzneimittel ausgehen, wenden Sie sich sanfteren, weniger aggressiven Methoden zu, die den Körper nicht so sehr aus dem Gleichgewicht bringen, sondern vielmehr die Selbstheilung anregen. Wir müssen einfach erkennen, daß Menschen eine grundlegende Rolle in ihren eigenen Heilungsprozessen spielen sollten.

In der heutigen Gesellschaft haben wir vergessen, wie wir die richtigen Bedingungen schaffen können, in denen der Körper sich selbst heilen kann. Faktoren wie falscher Lebensstil, mangelhafte Ernährung und die verschmutzte Umwelt, die wir erzeugt haben, belasten die feinen Organsysteme unseres Körpers. Millionen von Jahren haben die Menschen einfache Nahrungsmittel in unraffiniertem biologischem Zustand verzehrt, erst in diesem Jahrhundert sind wir dazu übergegangen, Technologie und Chemikalien einzusetzen, um unsere Nahrung zu verarbeiten, dadurch aber auch zu denaturieren. Ich glaube, daß es jetzt an der Zeit ist, daß wir alle unsere Verantwortung für unsere kostbare Mutter Erde übernehmen, die uns erhält und ernährt und uns Nahrung, Wasser und heilsame Pflanzen liefert. Wir sollten ihre Geschenke niemals als selbstverständlich annehmen, sondern sie achten und ihr für all das danken, was sie uns schenkt. Wie sie uns ernährt, so sollten auch wir sie ernähren und unterstützen.

Die Weisheit liegt in uns.

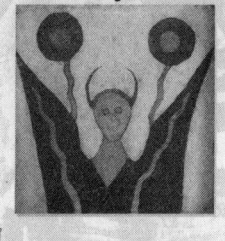

Walter Andritzky
Schamanische Heilgeheimnisse
Die Wiederentdeckung
der magischen Medizin

Wie leben die Schamanen und Heiler von heute, wie
sieht ihr Alltag aus? Walter Andritzky ist 15 Jahre lang
durch mehrere Länder Europas, Asiens und Latein-
amerikas gereist und stellt hier seine Forschungsergebnisse vor. Er bietet eine lebendige, persönliche
und historisch fundierte Einführung in die Alltagswelt
von Schamanen und Heilern. Vor dem Hintergrund
langjähriger Erfahrungen in der Psychotherapie und
der Mitarbeit an mehreren Universitätsinstituten ist
ein ebenso spannender wie kulturkritischer und her-
ausfordernder Report entstanden. Die Teilnahme an
jahrhundertealten Ritualen und die mitfühlende Beob-
achtung bei Schamanen und ihren Klienten verbinden
sich mit Theorien der modernen Wissenschaft, was zur
Wiederentdeckung der magischen Medizin führt.

ISBN 3-404-70137-2

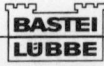